BIBLIOTHÈQUE MÉDICALE

PUBLIÉE SOUS LA DIRECTION

DE MM.

J.-M. CHARCOT

Professeur à la Faculté de médecine
de Paris
Membre de l'Institut

M. DEBOVE

Professeur à la Faculté de médecine
de Paris
Médecin de l'hôpital Andral

BIBLIOTHÈQUE MÉDICALE

CHARCOT-DEBOVE

VOLUMES PARUS DANS LA COLLECTION

V Hanot. — La Cirrhose hypertrophique avec ictère chronique.

G.-M. Debove et **Courtois-Suffit.** — Traitement des Pleurésies purulentes.

J. Comby. — Le Rachitisme.

Ch. Talamon. — Appendicite et Pérityphlite.

POUR PARAITRE PROCHAINEMENT

I. Straus. — Le Bacille de la Tuberculose.

P. Daremberg. — Traitement de la Tuberculose.

G.-M. Debove et **Rémond** (de Metz). — Lavage de l'estomac.

Seglas. — Des Troubles du langage chez les aliénés.

P. Sollier. — Les Troubles de la mémoire.

P. Yvon. — Notions de pharmacie nécessaires au médecin.

L. Capitan. — Thérapeutique des maladies infectieuses.

Chaque volume se vend séparément. Relié. . **3 fr. 50**

APPENDICITE

ET

PÉRITYPHLITE

PAR

CH. TALAMON

Médecin de l'hôpital Tenon

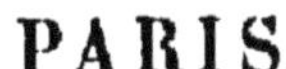

PARIS

RUEFF ET Cie, ÉDITEURS

106, BOULEVARD SAINT-GERMAIN, 106

1892

APPENDICITE & PÉRITYPHLITE

I

RÉSUMÉ HISTORIQUE ET CRITIQUE

On est d'accord pour admettre l'existence clinique d'un ensemble de phénomènes morbides que caractérisent les traits suivants : douleur fixe dans la fosse iliaque droite, précédée ou accompagnée de coliques abdominales, suivie de la formation d'une tumeur douloureuse qui aboutit plus ou moins rapidement, tantôt à la résolution, tantôt à la suppuration. Mais depuis soixante ans on discute, soit sur le siège intra ou extra-cæcal des lésions auxquelles ressortit ce syndrome, soit sur le nom qu'il convient de lui donner.

Pour les uns, il s'agit d'une inflammation primitive du cæcum; pour les autres, d'une phlegmasie primitive du tissu cellulaire rétropéritonéal : pour d'autres, l'inflammation cæcale peut se propager à ce tissu cellulaire ; pour d'autres encore, elle peut déterminer, par perforation des parois, tantôt un phlegmon suppuré, tantôt une péritonite.

Ceux-ci confondent sous le nom de *typhlite* tous les accidents inflammatoires de la région, quel qu'en soit le siège ; ceux-là réservent ce nom à l'inflammation limitée du cæcum. Mais Ziegler appelle typhlite l'inflammation de l'appendice et pérityphlite l'inflammation des parties voisines. Pour Burne, la *tuphlo-enteritis* est à la fois l'inflammation et la perforation du cæcum et de l'appendice. Golbeck, qui paraît s'être servi le premier du mot de *pérityphlite*, rapporte sous ce nom un cas de péritonite par perforation de l'appendice. Mais Oppolzer veut qu'on réserve cette dénomination à l'inflammation limitée de la couche péritonéale du cæcum et de son diverticule, et propose le nom de *paratyphlite* pour l'inflammation du tissu cellulaire rétro-cæcal.

Les recherches de ces dix dernières années nous paraissent avoir définitivement établi que le siège du mal n'est primitivement ni dans le cæcum, ni dans le tissu conjonctif avoisinant, mais uniquement dans l'appendice iléo-cæcal. Le mot de typhlite, qui veut dire inflammation du cæcum, doit donc disparaître et faire place dorénavant à celui d'*appendicite*.

1. — La typhlite d'Albers de Bonn.

L'hypothèse d'Albers.

C'est à un médecin allemand, le professeur Albers, de Bonn, qu'appartient la description de la typhlite, telle qu'elle a fini peu à peu par s'imposer dans les manuels et les traités de pathologie.

Il eut le premier l'idée nette de faire de l'inflammation limitée du cæcum une affection distincte des autres variétés d'entéro-colite et de lui attribuer l'ensemble des phénomènes douloureux et inflammatoires déjà constatés à diverses reprises par d'autres auteurs dans la région de la fosse iliaque droite; et il proposa pour cette affection le nom de typhlite[1].

La lésion siége dans le cæcum.

Albers admit quatre variétés de typhlite :

1° La typhlite stercorale, due à la stagnation des matières fécales dans le cæcum et à l'irritation provoquée par ces matières ;

2° La typhlite simple, en rapport avec les divers agents d'irritation qui peuvent provoquer l'inflammation de la muqueuse intestinale, les effets de cette irritation se localisant à la muqueuse du cæcum ;

3° La pérityphlite, causée par la propagation de l'inflammation de la membrane interne à l'enveloppe externe du cæcum et aux parties ambiantes ;

4° La typhlite chronique, les accidents se présentant sous l'aspect d'une affection à marche lente et prolongée[2].

Bien que cette conception d'Albers ait fini par devenir classique jusque dans ces dernières années, elle n'a pas été sans rencontrer des adversaires

1. Burne avait, l'année précédente, décrit ces accidents sous le nom de *tuphlo-enteritis* (*Med. Chir. Trans.*, 1837, XX, 219); et en 1830, Golbeck avait proposé le nom de *pérityphlite*.

2. ALBERS. Beobachtungen auf dem Gebiete der Path. und Path. anat. — BONN, 1838 ; et journal *l'Expérience*, 1839, p. 129.

déterminés, au premier rang desquels se place Grisolle. Même dans la dernière édition de son *Traite de pathologie interne*, Grisolle ne prononce pas le nom de typhlite. La maladie d'Albers n'existe pas pour lui. Il ne connait que les perforations de l'appendice iléo-cæcal et les phlegmons de la fosse iliaque. Il ne comprend pas comment l'inflammation simple de la muqueuse du cæcum puisse avoir les conséquences graves qu'on lui attribue, alors que l'inflammation ulcéreuse de cette même muqueuse, même quand elle a déterminé des pertes de substances profondes et multiples, comme dans la fièvre typhoïde ou la dysenterie, ne montre aucune tendance à gagner le tissu cellulaire ambiant.

Opinion de Grisolle.

La typhlite stercorale d'Albers n'en a pas moins conquis progressivement tous les suffrages. On s'habitua à rattacher les inflammations de la fosse iliaque à l'engorgement fécal du cæcum et à ses conséquences. Et tous les livres de pathologie finirent par admettre sous le nom de typhlite une inflammation localisée à la première partie du gros intestin, pouvant se terminer par résolution ou par perforation, — la perforation de la partie postérieure donnant lieu à une pérityphlite avec abcès du tissu cellulaire avoisinant, la perforation de la partie antérieure déterminant une péritonite.

L'idée d'Albers manque de preuves anatomiques.

En fait, l'idée d'Albers est purement théorique. Elle manque du seul criterium sérieux et certain que le pathologiste puisse invoquer : la preuve fournie par l'anatomie pathologique. Jamais personne n'a vu sur le cadavre ni typhlite simple, ni typhlite stercorale. Quand, ce diagnostic ayant été posé, les malades succombent, on trouve, à l'autopsie, ou une perforation de l'appendice, ou un abcès péri-cæcal, ou une péritonite, ou autre chose, mais jamais une inflammation simple et isolée du cæcum.

Les auteurs qui ont défendu cette manière de voir n'ont réussi à la justifier qu'en confondant systématiquement les inflammations spécifiques du cæcum, tuberculeuses, typhiques ou autres, les perforations de l'appendice et leurs conséquences. Même ceux qui protestent contre cette confusion et cherchent à maintenir la spécialisation du type clinique de la typhlite, arrivés au chapitre de l'anatomie pathologique, ne rapportent que des observations de perforation appendiculaire ou des cas complexes et obscurs dont l'interprétation peut varier au gré du critique[1].

Pas de preuve ni de contrôle anatomiques, telle est l'objection première à faire à la typhlite d'Albers. Voyons maintenant en quels éléments divers se décompose cette conception artificielle.

2. — La pérityphlite et le phlegmon iliaque.

Le premier et le plus important est la collection purulente formant tumeur dans la fosse iliaque

La tumeur iliaque.

1. Voir en particulier les thèses de Blatin, de Barré, de Paulier sur la typhlite et la pérityphlite. *Th. Paris*, 1865, 1873, 1875.

droite. Cette tumeur est le phénomène qui tout d'abord a attiré l'attention, comme le prouve le titre des mémoires de Husson et Dance, de Ménière, de Grisolle[1], *sur les tumeurs phlegmoneuses de la fosse iliaque*. Pour Grisolle, l'abcès iliaque prime même à ce point la situation que les symptômes gastro-intestinaux ne sont, d'après lui, que des troubles digestifs comme on en peut observer dans toute affection fébrile.

Mémoires de Dance et de Ménière.

Mais Dance et surtout Ménière ont bien vu la question comme Albers, et ils peuvent être regardés, avant celui-ci, comme les véritables inventeurs de la typhlite. Leurs observations répondent, en effet, trait pour trait, à la symptomatologie classique et au type que nous décrirons plus loin sous le nom d'appendicite subaiguë : alternatives de constipation, de diarrhée et de coliques, se continuant pendant des semaines et des mois; douleur fixe se produisant brusquement un jour dans la fosse iliaque droite; puis apparition d'une tumeur douloureuse, qui, sous l'influence de sangsues, de purgatifs, de lavements, disparait progressivement au bout d'un temps variable.

Ménière rapporte même deux cas où il déclare que le gonflement ne peut avoir été produit que par la tuméfaction des parois du cæcum et du côlon; c'est bien la typhlite simple d'Albers.

1. Husson et Dance. *Répertoire d'anat. et de phys.*, 1827, tome IV. — Ménière. Tumeurs phlegmoneuses occupant la fosse iliaque droite. *Arch. de méd.*, 1828, tome XVII. — Grisolle. Tumeurs phlegmoneuses des fosses iliaques, *Arch. de méd.*, 1839.

Toutefois il se borne à noter ces observations sans y insister, et, pour lui, la tumeur de la fosse iliaque est toujours en rapport avec l'inflammation du tissu cellulaire péri-cæcal. Tout en reconnaissant étiologiquement la part déterminante que prend le cæcum dans cette inflammation celluleuse, Ménière n'admet donc et ne décrit que la pérityphlite.

La lésion siège dans le tissu cellulaire.

Pour lui, comme pour Dance, la tumeur iliaque siège dans le tissu cellulaire ; c'est un phlegmon qui peut se terminer par *résolution*, — et il indique la fréquence de ce mode de terminaison, — ou par *suppuration*, et l'abcès s'ouvre alors soit dans l'intestin, soit au dehors, soit parfois dans la vessie. Dans certains cas, du reste, l'inflammation peut se propager au péritoine et le phlegmon iliaque se compliquer de péritonite.

Cette opinion de Ménière, que les lésions inflammatoires secondaires occupent le tissu cellulaire péri-cæcal, est devenue et est restée jusque dans ces dernières années, comme l'opinion d'Albers, que les lésions primitives siègent dans le cæcum, l'expression de la vérité pour le plus grand nombre.

L'opinion de Ménière manque aussi de base anatomique.

Et cependant l'anatomie pathologique ne permet pas plus de vérifier l'une que l'autre. De trois choses l'une : ou la tumeur se résout, ou l'abcès s'ouvre ou est ouvert par le bistouri, ou le malade succombe.

Dans le premier cas, aucune conclusion à tirer de l'observation sur le siège précis des lésions.

Dans le second, pas de renseignements certains non plus, que l'ouverture de l'abcès se soit faite spontanément ou chirurgicalement. Le pus provenait-il du tissu cellulaire sous-péritonéal? Provenait-il du péritoine même, après localisation et enkystement de l'inflammation? Comment le démontrer?

Enfin, dans le troisième cas, le sujet succombant, l'autopsie fournit-elle une réponse décisive? D'abord, elle ne la fournit que pour le fait particulier, et, en bonne logique, on n'est pas absolument autorisé à la généraliser sans plus ample examen. Ensuite de pareilles autopsies sont très rares, ce qui commande et justifie une réserve prudente dans les déductions. Enfin, qu'on parcoure la relation des autopsies publiées, et l'on verra combien il est, en général, difficile de se reconnaître au milieu des tissus de la région désorganisés par une longue suppuration. Sans doute, dans quelques cas, l'abcès paraît extra-péritonéal; mais le plus souvent on trouve en même temps réunies l'inflammation du tissu cellulaire et celle du péritoine; et au milieu des muscles ramollis, infiltrés, gangrenés, des poches purulentes, des brides et des adhérences intestinales, il est matériellement impossible de décider si la phlegmasie suppurée a débuté à l'intérieur ou à l'extérieur du péritoine, si elle a été d'abord un phlegmon iliaque ou une péritonite limitée.

Comme l'affirmation d'Albers sur le siège primitif de la prétendue typhlite, l'affirmation de Ménière sur la localisation cellulaire des lésions péri-cæcales manque de base anatomique. L'anatomie normale ne lui est pas plus favorable.

On a enseigné pendant longtemps que le cæcum est incomplètement recouvert par le péritoine, que la séreuse tapisse seulement ses faces antérieure et latérales, mais qu'en arrière il est directement en contact avec le tissu cellulaire de la fosse iliaque. Bardeleben, Henle, Luschka, avaient toutefois soutenu le contraire. Les recherches de Treves ont démontré que l'opinion ancienne est fausse, que le péritoine enveloppe complètement le cæcum, aussi bien en arrière qu'en avant, et que la première portion du gros intestin est libre dans la cavité péritonéale comme la pointe du cœur dans le péricarde[1]. Tuffier, en France, a confirmé ce détail : sur 120 cadavres, il n'a trouvé que neuf exceptions à la règle ; dans ces cas, le péritoine manquait, mais seulement sur une partie du cæcum, sur le tiers supérieur de sa face postérieure[2]. Et Maurin, à l'examen de plus de 100 sujets, a vérifié l'exactitude constante de la description anatomique de Treves[3].

Le péritoine enveloppe complètement le cæcum.

Il est donc impossible d'admettre, en règle générale, le processus indiqué par Ménière ; la tumeur iliaque n'est pas due nécessairement à une inflammation du tissu cellulaire péri-cæcal. Nous n'allons pas plus loin pour le moment.

Pour le mot *pérityphlite*, on peut le conserver ; mais il faut élargir le sens restreint, que lui donnent les livres classiques, de phlegmon consécutif à la perforation de la face postérieure du cæcum.

Ce qu'il faut entendre par pérityphlite.

1. Treves. Hunterian Lectures, *Brit. med. Journ.*, 1885.
2. Tuffier. *Arch. gén. de méd.*, 1887, tome XIX.
3. Maurin. Essai sur l'appendiculite, *Th. Paris*, 1891.

Il faut entendre par pérityphlite toute inflammation, péritonéale ou extrapéritonéale, exsudative ou suppurée, se produisant au voisinage immédiat du cæcum ou de son appendice, comme conséquence directe des lésions de ces organes.

Quant à la pérityphlite primitive, nous ne l'admettons pas; c'est encore une maladie bâtie de toutes pièces sur des considérations cliniques, et dont l'existence n'est justifiée par aucun fait anatomo-pathologique.

3. — L'engorgement stercoral du cæcum.

L'accumulation ou la stagnation des matières fécales dans le cæcum est un des fondements de la théorie de la typhlite. Nous ne nions pas cet engorgement stercoral. Mais la question est de savoir :

1° Si cette stagnation existe dans les conditions où l'on veut lui faire jouer un rôle pathogénique si important;

2° Si l'accumulation des matières fécales est capable de déterminer une inflammation de la muqueuse du cæcum;

3° Si cette accumulation, même en provoquant une irritation du gros intestin, donne lieu aux symptômes classiques de la typhlite.

La constipation cæcale.

La stagnation, la *constipation cæcale* existe, cela n'est pas contestable. Elle peut s'observer d'abord chez les constipés incorrigibles, comme une conséquence naturelle d'une constipation générale.

Les matières fécales s'accumulent d'ordinaire dans l'S iliaque; mais si l'évacuation est devenue insuffisante, l'engorgement remonte peu à peu, gagne tout le côlon, et le cæcum finit lui-même par être obstrué.

Elle s'observe ensuite au cours même ou à la suite d'une crise d'appendicite simple, soit que les contractions antipéristaltiques du gros intestin, provoquées par l'irritation de l'appendice, fassent refluer les matières fécales du réservoir iliaque dans le cul-de-sac droit, soit que, la tunique musculaire du cæcum restant parésiée à la suite d'une violente excitation douloureuse, les matières ne puissent suivre leur cours normal vers le rectum et s'accumulent dans la première partie du gros intestin distendu par l'atonie.

Peut-elle déterminer une inflammation de la muqueuse ?

Mais cette accumulation est-elle capable de provoquer une inflammation véritable de la muqueuse cæcale? Munchmeyer et Béhier l'ont nié. Munchmeyer, combattant l'idée d'Albers de Bonn, ne croit pas à la typhilite stercorale. Il pense que le plus souvent il n'y a pas d'inflammation du cæcum, même après une dilatation considérable et prolongée de l'organe. Il rapporte plusieurs observations où le cæcum avait atteint des dimensions énormes, celles de l'estomac chez une vieille femme de soixante-deux ans, celles d'un utérus gravide au septième mois; les symptômes étaient ceux d'un étranglement interne, mais il n'y avait pas de phénomènes inflammatoires[1].

1. MUNCHMEYER. *Deutsch. med. Klin.*, 1860.

Béhier ne croit pas davantage à l'action irritante des matières fécales sur la muqueuse. Il pense que la stagnation stercorale est insuffisante pour déterminer une inflammation. Il invoque à l'appui cet argument qu'on voit tous les jours des individus atteints de constipation opiniâtre avec accumulation considérable des matières et qui ne présentent pourtant aucun symptôme d'inflammation intestinale[1].

On admet cependant assez couramment que le contact longtemps prolongé des matières fécales indurées détermine une irritation spéciale de la muqueuse du gros intestin, irritation muco-membraneuse, qui se traduit par les signes de l'entérocolite glaireuse ou membraneuse, avec expulsion de mucosités visqueuses, semblables à du blanc d'œuf, ou de pellicules plus ou moins épaisses, ressemblant à des morceaux de ténia ou à des filaments de macaroni. Bien qu'on puisse contester cette hypothèse et soutenir que la formation de scybales indurées n'est elle-même que la conséquence et non la cause des troubles sécrétoires et moteurs de l'intestin, concédons ce rôle pathogénique des matières fécales. En tout cas, l'irritation ainsi provoquée est purement superficielle ; elle se borne à une sorte d'enchifrènement de la muqueuse colique, et ne détermine jamais ni gangrène, ni ulcération limitée des parois de l'intestin. Que cette irritation sécrétoire puisse exister dans le cæcum en même temps que dans le reste du côlon, c'est

1. Béhier, Clinique médicale de la Pitié, 1867.

possible; mais il n'y a là rien de comparable à une inflammation aiguë se propageant aux diverses couches du cul-de-sac cæcal et en amenant la perforation.

Peut-elle déterminer les symptômes de l'appendicite?

Cette irritation superficielle peut-elle au moins provoquer les phénomènes cliniques qu'on rapporte à la typhlite? La colite membraneuse détermine des coliques sourdes, du météorisme, parfois des crises aiguës de douleurs abdominales extrêmement intenses avec élévation de la température, ou des phénomènes qui simulent l'étranglement interne, mais rien qui rappelle la symptomatologie locale de l'appendicite, et c'est au médecin à savoir différencier et diagnostiquer les conséquences des deux affections.

Les accidents qui résultent de l'obstruction fécale prolongée du côlon et du cæcum ont été parfois assez graves pour amener la mort. Observe-t-on dans ces cas les symptômes de la typhlite stercorale? Nullement. Trouve-t-on à l'autopsie des lésions ulcéreuses du cæcum ou de l'appendice? Pas davantage. L'observation suivante, publiée par J. Harley, dans le tome XI des *Reports de St-Thomas hospital*, montre bien que l'engorgement fécal du cæcum n'a rien à voir ni avec les symptômes, ni avec les lésions de l'appendicite.

Conséquences réelles de l'engorgement fécal.

Il s'agit d'un jeune garçon de dix-sept ans, qui fut admis moribond à l'hôpital, dans un tel état de prostration qu'on ne put en tirer aucun renseignement. Le corps était réduit à un degré extrême d'émaciation; la peau était sèche et froide, les mains et les pieds violacés, les yeux excavés, le pouls filiforme, la langue humide et chargée. Le ventre n'était pas ballonné ni distendu; il donnait une sensation pâteuse, sans élasticité. Il n'y avait pas de douleur. Le malade mourut le lendemain.

A l'autopsie, l'intestin grêle était vide de matières; la muqueuse était injectée et couverte d'un mucus d'aspect purulent. Tout le gros intestin, depuis l'orifice de l'appendice jusqu'à deux pouces de l'anus, était absolument bondé de matières fécales. Le côlon était contracté sur les scybales de manière à présenter un aspect régulièrement noueux. Le cæcum était rempli par une masse volumineuse de matières d'un brun verdâtre, du poids d'une livre. Ces matières enlevées, la muqueuse apparaissait couverte d'un mucus épais, jaunâtre, et en divers points, principalement dans le cæcum, elle présentait les signes d'une vive inflammation. Les autres viscères étaient sains[1].

Ce malade est mort, si l'on veut, d'une intoxication résultant d'une sorte de résorption fécale; mais à coup sûr il n'a présenté aucun symptôme de typhlite. Et cependant, contrairement à l'opinion de Munchmeyer et de Béhier, la muqueuse du cæcum était enflammée au contact des matières fécales.

On peut donc admettre que l'engorgement stercoral du cæcum est capable de provoquer un certain degré d'inflammation muqueuse, quoique, pour notre part, nous croyions qu'il est le plus souvent bien plutôt l'effet que la cause de cette inflamma-

1. J. Harley. Fœcal retention especially as it affects the cœcum. *Saint-Thomas Reports*, 1881, tome XI, p. 128.

tion. Mais on ne saurait soutenir que la stagnation fécale détermine par elle-même le syndrome morbide décrit sous le nom de typhlite.

4. — Perforations iléo-cæcales.

Observations anciennes d'appendicite.

La perforation de l'appendice vermiforme est connue depuis longtemps. Dès le milieu du siècle dernier, on en trouve des observations dans le *Journal général de médecine et de chirurgie*. La première en date est celle de Mestivier publiée en 1759. Mestivier rapporte l'histoire d'un homme de 45 ans qui entra à l'hôpital Saint-André de Bordeaux pour se faire traiter d'une tumeur située près de la région ombilicale, du côté droit. La tumeur était fluctuante; on l'ouvrit et il en sortit une pinte de pus. Le malade mourut. A l'autopsie on trouva comme point de départ de l'abcès une épingle encroûtée de sels, qui avait perforé l'appendice iléo-cæcal[1].

Il ne s'agit ici que d'une appendicite traumatique. Mais le cas de Wegeler publié en 1813 est un exemple très net d'appendicite stercorale. Un jeune homme de 18 ans est pris de coliques légères qui persistent pendant trois jours; puis survient une douleur vive, continue, ciconscrite dans la fosse iliaque droite augmentant à la moindre pression; le ventre est tendu; constipation précédée d'une

1. Mestivier. *Journ. gén. de méd. et de chir.*, 1759, tome X, p. 441.

diarrhée légère. Hoquets, vomituritions et vomissements, d'abord porracés, puis fécaloïdes. Le lendemain, le facies s'altère, se grippe, les extrémités se refroidissent et le malade succombe dans la nuit. On trouve une péritonite généralisée, et le cæcum frappé de gangrène. « Cette altération, dit l'auteur, paraissait avoir commencé par l'appendice, qui était rouge, volumineux, et contenait plusieurs calculs, dont le plus gros pesait un gramme[1]. »

Les deux observations de Louyer-Villermay sont analogues[2]. Mais le mémoire de Mêlier, paru en 1827 dans le *Journal général de médecine*, est des plus remarquables et mérite une analyse détaillée.

Mémoire de Mêlier.

Après avoir cité les deux observations de Louyer-Villermay, Mêlier en rapporte quatre personnelles; les trois premières sont des exemples d'appendicite perforante avec péritonite foudroyante; la quatrième, un cas d'appendicite à rechutes. Dans un des cas on crut d'abord à une indigestion; dans un autre à un étranglement interne. On verra que c'est en effet deux des aspects sous lesquels se présente souvent l'appendicite.

Mêlier insiste sur l'existence dans les trois premiers cas de deux phases distinctes, l'une de coliques abdominales plus ou moins vives, l'autre, de douleur fixe, localisée dans la fosse iliaque droite, suivie de tous les signes d'une péritonite aiguë. « Le malade, dit-il en commentant sa première observation, était sujet à des coliques; il en

1. Wegeler. *Journ, de méd. et de chir.*. de Corvisart, 1813.
2. Louyer-Villermay. *Arch. gén. de méd.*, 1824.

éprouva pendant quelques jours. D'abord très fortes le premier jour, elles cessèrent bientôt complètement; on pouvait croire le malade guéri; il était dans un calme profond. Tout à coup, au milieu de ce calme une douleur vive se fait sentir dans le bas ventre, suivie des symptômes d'une péritonite intense et de mort en 18 heures. »

Les deux phases de l'affection, phase appendiculaire et phase péritonéale, se trouvent nettement indiquées. Mèlier ne se trompe pas d'ailleurs sur l'interprétation des accidents.

« J'explique, dit-il, ainsi les divers accidents et leur succession. Des matières fécales se sont accumulées dans l'appendice cæcal; cet appendice dilaté petit à petit s'est enflammé par une sorte d'engouement, puis gangrené et enfin déchiré. Les premiers accidents, c'est-à-dire les coliques, tenaient probablement à la distension et à l'inflammation de l'appendice. Sa rupture aura donné lieu à l'épanchement, qui lui-même paraît être la cause de la péritonite. »

Tout en signalant la rareté apparente de ces affections de l'appendice, il ajoute : « Remarquez toutefois que les cinq observations qui font le sujet de ce mémoire ont été recueillies dans un intervalle de temps assez court, et deux d'entre elles par le même médecin; ce qui porterait à croire que si ces affections n'ont pas été plus souvent observées, c'est qu'on n'a pas donné assez d'attention à l'appendice, organe réputé peu important, et dont, à l'ouverture des cadavres, on néglige de constater les lésions. »

Mèlier a bien vu et bien interprété le rôle des lésions appendiculaires.

Il a soin d'ailleurs d'indiquer que ces inflammations de l'appendice doivent être distinguées de l'accumulation des matières fécales dans le cæcum et le gros intestin en général, affection beaucoup plus commune qu'on ne pense, surtout chez la femme. Cette accumulation stercorale donne lieu à des accidents tout différents des lésions de l'appendice, accidents que, par analogie avec ce qui se passe dans la rétention d'urine, il propose de décrire sous le nom de *fièvre stercorale.*

Enfin, non seulement Mêlier a exactement vu et expliqué les causes, les caractères et les conséquences de l'appendicite; mais il a encore pressenti et indiqué la possibilité du traitement chirurgical.

Il a pressenti le traitement chirurgical.

« S'il était possible, dit-il, d'établir d'une manière certaine le diagnostic de ces affections, on concevrait la possibilité d'en débarrasser les malades au moyen d'une opération. On arrivera peut-être un jour à ce résultat[1]. »

Ainsi Mêlier avait vu et bien vu le rôle prépondérant des lésions appendiculaires dans les inflammations de la fosse iliaque droite, et cela à l'exclusion du prétendu engorgement fécal du cæcum. Il n'y avait qu'à suivre la voie si bien indiquée et tracée par lui pour en arriver rapidement au point où la question a été menée aujourd'hui, mais après avoir dévié pendant cinquante ans de son point de départ.

Le mémoire de Ménière paru l'année suivante,

1. Mêlier. Mémoire et observations sur quelques maladies de l'appendice cæcal. *Journ. gén. de méd., de chir. et de pharm.*, 1827, C, p. 317.

l'idée que les lésions occupent le tissu cellulaire de la fosse iliaque, plus tard le mémoire d'Albers, firent perdre complètement de vue le travail de Mèlier. On ne vit et on ne voulut voir que le cæcum; on créa au cæcum une pathologie et même une physiologie spéciales; et l'appendice continua à être réputé « un organe peu important, et dont, à l'ouverture des cadavres, on néglige de constater les lésions ».

Déviation de la question.

De temps à autre cependant paraissait un mémoire, sous le titre de *perforation spontanée de l'appendice*, ajoutant quelques faits nouveaux aux observations de Louyer-Villermay et de Mèlier, la thèse de Bodart, celle de Favre, le travail de Forget, celui de Leudet[1]. Mais tous ces auteurs tendent à séparer les conséquences de ces perforations des lésions et des symptômes attribués à la typhlite. Ils ne voient dans la perforation qu'un accident toujours mortel, cause de péritonite généralisée.

Et c'est ainsi que peu à peu s'établit l'opinion, qui compte encore aujourd'hui des partisans, mais qui en comptera désormais de moins en moins, à savoir que les formes graves et mortelles de la typhlite sont dues à une perforation de l'appendice, les formes bénignes et curables, à une inflammation du cæcum et du tissu cellulaire qui l'avoisine.

1. Bodart. *Th. Paris*, 1844. — Favre. *Th. Paris*, 1851. — Forget. De la péritonite par perforation de l'appendice iléo-cæcal. *Gaz. méd. de Strasbourg*, 1853. — Leudet. *Arch. gén. de méd.*, 1859.

5. — L'appendicite des Américains.

Mémoire de Reg. Fitz.

Ce sont les chirurgiens et les médecins des États-Unis qui ont replacé la question sur le terrain où l'avait posée Mélier, et qui par leurs opérations précoces ont démontré que dans tous les cas, graves ou bénins, l'appendice est toujours le siége primitif de la lésion.

Le mémoire capital sur cette matière est le travail de Reginald Fitz, de Boston, publié en 1886 dans le *American journal of medical sciences*. Dans ce travail, Fitz réunit 209 cas de typhlite et de pérityphlite et 257 cas d'appendicite perforante. Il montra que les symptômes sont les mêmes dans les deux ordres de faits. Il étudia avec soin les conséquences de la perforation. Il établit que la péritonite n'est pas toujours généralisée; qu'elle peut se circonscrire sous forme d'une collection purulente enkystée. Il donna les caractères de la tumeur formée par cette péritonite localisée, les modes divers d'évacuation du pus, les complications qui peuvent survenir si la maladie est laissée à elle-même. Il insista sur la fréquence des scybales comme cause de la perforation appendiculaire. Il conclut enfin en faveur de l'intervention chirurgicale précoce[1].

Importance prépondérante

Il est juste de dire que la plupart de ces faits avaient été signalés déjà antérieurement en Europe.

1. Reg. Fitz. Perfor. inflammation of the vermiform appendix. *American Journ. of med. sciences*, oct. 1886, p. 321.

Dès 1879, Biermer disait que « la pérityphlite est toujours la suite d'une perforation appendiculaire causée par une concrétion stercorale ». Matterstock, en 1880, relevait la fréquence des concrétions dans l'étiologie de ces perforations. With, au congrès de Copenhague, déclarait que les lésions de l'appendice peuvent déterminer trois variétés de péritonite : une péritonite généralisée, une péritonite circonscrite, et une péritonite adhésive. Il avançait même que les typhlites terminées par résolution ne sont pas autre chose que des péritonites appendiculaires adhésives. Nous-même, en 1882, insistant sur le rôle pathogénique des scybales, nous avions montré que le corps étranger ne perfore pas l'appendice à la manière d'un agent traumatique, mais qu'en étranglant la circulation des parois du canal, il favorise l'inflammation microbienne de ces parois et par suite leur gangrène et leur ulcération.

de l'appendice indiquée déjà en Europe.

Mais tout en ne méconnaissant plus l'importance du rôle de l'appendice, on n'en continuait pas moins à admettre, à côté des inflammations perforantes de cet organe, des inflammations cæcales et péricæcales ayant leur origine dans le cæcum même.

Dans un second travail, complément et conclusion du premier, Fitz en 1888 n'hésita pas à affirmer que les états décrits sous les noms de typhlite, de péri ou de paratyphlite, de péritonite appendiculaire, d'abcès pérityphlitique, n'étaient que des phases ou des variétés d'une même affection, l'inflammation de l'appendice vermiforme ou appendicite[1].

1. Reg. Fitz. *Boston med. and surg. journal*, mai 1888.

C'est là aussi l'idée qui se dégage de toutes les discussions et de tous les travaux publiés en Amérique depuis une dizaine d'années.

Opinion unanime des chirurgiens américains.

Bien qu'aucune description didactique n'ait été donnée de l'appendicite, et que tous les travaux qui concernent la question se trouvent épars dans les périodiques et dans les comptes rendus des sociétés de Boston, de New-York, de Philadelphie, il est facile de constater que l'unanimité des auteurs américains, qu'il s'agisse de Mac Burney, de Bull, de Lewis Smith, de Sand, ou de Weir, de New-York; de Porter, de Elliot, de Monks, de Boston; de Murtry, de Keen, de Morton, de Price, de Philadelphie; de Seen, de Smith, de Chicago, est d'accord sur ce point que, toutes les fois que le chirurgien intervient pour des symptômes attribués à une typhlite ou à une pérityphlite, c'est toujours l'appendice qu'il trouve primitivement lésé.

L'appendice est toujours la cause première des accidents.

Cette même idée, nous l'avons, à notre tour, soutenue au point de vue médical et pathogénique dans une série d'articles publiés l'an dernier dans la *Médecine moderne*; et nous avons montré combien tous les symptômes de la typhlite s'expliquaient facilement en plaçant dans l'appendice la cause première d'irritation[1]. Le présent travail n'est que le développement cette théorie pathogénique appliquée à l'évolution clinique des diverses formes de l'appendicite; et pour la description de ces formes on peut

1. Talamon. Appendicite et typhlite. *Méd. mod.*, juin 1890. — Colique appendiculaire, *Ibid.*, oct. 1890. — Appendicite et pérityphlite, *Ibid.*, nov. 1890.

dire qu'elle est basée presque uniquement sur le résultat des opérations américaines.

Ces opérations, faites d'une manière très précoce, dès le deuxième ou le troisième jour de la maladie et souvent pour des cas qui auraient probablement guéri par le simple traitement médical, permettent de constater *de visu* toutes les variétés de l'appendicite, depuis les formes les plus légères où il n'existe pour ainsi dire pas de lésions, jusqu'aux formes les plus graves avec péritonite localisée ou diffuse.

Ce qu'il reste de la typhlite d'Albers.

Elles permettent aussi de constater qu'il n'existe jamais, ou presque jamais de perforation ou d'inflammation du cæcum, pas une fois sur 200, d'après Mac Murtry[1]. Si on prend la statistique des auteurs qui admettent encore l'existence d'une typhlite distincte de l'appendicite, celle de Maurin, par exemple, qui réunit 136 cas publiés en France, montre que l'appendice était lésé seul 94 fois ; le cæcum seul 36 fois; l'appendice et le cæcum 6 fois. Mais analysons ces 36 cas où le cæcum est considéré comme seul en cause; 20 fois, la maladie s'est terminée par la guérison, c'est-à-dire qu'on n'a pu se rendre compte du siège réel des lésions, et que c'est uniquement par conviction traditionnelle que ces cas sont attribués à une altération du cæcum plutôt qu'à une lésion de l'appendice; 2 fois le cæcum était perforé par un corps étranger, épingle et arête de poisson ; 2 fois, il est bien dit que le cæcum présentait quelques

1. Mac Murtry. *Medical news*, 10 janvier 1891.

rougeurs et de l'injection de la muqueuse, mais il n'est pas fait mention de l'appendice ; 12 fois seulement, il est nettement précisé que le cæcum était le siège d'une perforation. Encore faudrait-il savoir si dans ces 12 cas cette perforation est bien simplement inflammatoire, si elle n'est pas en rapport avec une ulcération tuberculeuse, si parfois elle n'est pas secondaire à la rupture de l'abcès de dehors en dedans; toutes conditions sur lesquelles la statistique reste muette.

Au reste, on pourrait récuser ces observations anciennes, prises à un moment où on ne soupçonnait pas le rôle de l'appendice dont la plupart du temps on ne souffle mot, et ne tenir compte que des faits recueillis en toute connaissance de cause. Qu'on lise les deux mémoires de Roux, de Lausanne, qui admet pourtant que l'origine du mal peut être tantôt dans le cæcum et tantôt dans l'appendice ; et on verra ce qu'il reste de la typhlite d'Albers. Sur 47 cas où Roux, en ouvrant l'abdomen, a pu vérifier le siège des lésions primitives, 46 fois il a trouvé l'appendice enflammé ou perforé; une fois seulement, l'appendice était sain, et les symptômes étaient dus à une perforation du cæcum.

Nous dirons tout à l'heure la part qu'on peut faire au cæcum dans certaines périodes de la maladie; mais il est bien évident que le rôle principal qu'on lui attribuait dans la pathogénie des accidents revient tout entier et uniquement à l'appendice vermiforme.

6. — La colique appendiculaire.

Les auteurs américains ont eu surtout en vue le côté pratique et chirurgical de la question et n'ont guère abordé le côté pathogénique. Tout en relevant la fréquence des corps étrangers et en particulier des scybales comme cause de l'appendicite perforante, ils se sont bornés à noter le fait sans chercher à pénétrer le mécanisme de la perforation.

D'autre part, personne, pas plus parmi les partisans de la typhlite que parmi ceux de l'appendicite, n'explique le mode de début brusque des accidents, la crise de coliques plus ou moins violentes qui sert en quelque sorte de prélude à la perforation, et qui dans d'autres cas constitue presque toute la maladie.

La soudaineté du début est pourtant tout à fait spéciale et caractéristique. Rapprochée de la fréquence des calculs stercoraux dans la cavité de l'appendice, elle nous a inspiré l'idée d'une théorie pathogénique que nous avons déjà indiquée dans un travail antérieur et qui nous paraît pouvoir rendre compte des diverses variétés d'appendicite [1].

Analogie des accidents appendiculaires avec les coliques hépatiques et néphrétiques.

Nous comparons le diverticule de l'appendice à un conduit membrano-musculeux, comme le cholédoque ou l'uretère, par exemple. Un calcul biliaire, en s'engageant dans le cholédoque, détermine ce qu'on appelle une colique hépatique, avec ses

1. Talamon. Appendicite et typhlite. *Médecine moderne*. 19 juin 1890, p. 505.

symptômes caractéristiques, début brusque, douleurs locales, douleurs irradiées et paroxystiques, vomissements. Les mêmes effets résultent de l'engagement d'un calcul d'acide urique dans l'uretère.

De même, une concrétion intestinale, en pénétrant brusquement dans le canal appendiculaire, provoque une douleur soudaine localisée dans la fosse iliaque droite, des douleurs irradiées et paroxystiques, sous forme de coliques intestinales, prédominant surtout dans le côté droit du ventre, des vomissements, de la constipation par parésie du gros intestin.

Ces symptômes ne sont-ils pas exactement ceux de l'affection dite typhlite simple ou stercorale? Dans la théorie classique on les rapporte à une obstruction intestinale, mais l'arrêt des matières fécales est postérieur et non antérieur à la crise douloureuse. La constipation, comme les autres phénomènes, est due non à une obstruction qui n'existe pas, mais à l'irritation réflexe de la muqueuse de l'appendice, tout comme les douleurs, les vomissements et la constipation de la colique hépatique sont provoqués par l'irritation réflexe partie de la muqueuse du cholédoque.

Même les vomissements fécaloïdes qui peuvent survenir dans l'appendicite n'impliquent nullement une obstruction de l'intestin. On sait que ces vomissements s'observent dans les cas de parésie intestinale, sans aucun obstacle mécanique à la circulation des matières.

La cause

La crise douloureuse à début brusque de l'appendicite reconnaît donc, à notre avis, la même cause, pénétration d'un corps dur dans un conduit étroit et sensible, et le même mécanisme, irritation douloureuse, réfléchie sur l'innervation des organes voisins, que la colique hépatique ou néphrétique. Nous l'appelons par suite *colique appendiculaire*, et nous pensons que cette colique appendiculaire peut tantôt exister à l'état isolé, tantôt représenter la première phase des accidents qui aboutissent à la perforation de l'appendice et à la péritonite générale ou localisée, conséquence de cette perforation.

et le mécanisme sont les mêmes.

Si les premiers effets de l'engagement du calcul sont les mêmes dans le conduit de l'appendice et dans le cholédoque, les effets secondaires de l'obstruction diffèrent dans les deux cas. Dans la colique hépatique, les accidents peuvent cesser par deux procédés : ou bien le calcul retombe dans la vésicule biliaire, ou bien il continue à progresser et dégage le canal en passant dans l'intestin. Dans la colique appendiculaire, la cessation des symptômes douloureux peut s'observer, mais par un seul mécanisme : il faut que la concrétion stercorale soit refoulée et rejetée dans le cæcum ; tout se borne alors à la crise de colique et à un certain degré d'appendicite.

Comme dans la colique hépatique du reste, une première crise favorise la production de nouveaux accès, en laissant l'orifice du canal dilaté et plus apte à l'engagement de nouvelles concrétions; c'est ce qu'on voit dans l'*appendicite* dite *à rechutes*.

Dans la colique hépatique si le calcul reste enclavé dans le cholédoque, la seule conséquence est l'ictère chronique. Cet enclavement peut persister des semaines et des mois sans autre conséquence. La perforation du canal au niveau ou en arrière de l'obstacle est une rareté, en dépit de la pression exercée par la bile qui continue à être sécrétée, parce que la bile est un liquide aseptique et qu'il n'existe pas de microbes à l'état normal à la surface de la muqueuse biliaire. Dans l'appendice, au contraire, la perforation est la règle, parce que les parois, privées de leur vitalité par la compression des vaisseaux, n'offrent plus aucune résistance à la pénétration des bactéries qui pullulent dans la cavité dilatée.

7. — La part du cæcum.

Le cæcum dépossédé de son rôle classique.

On voit que nous dépossédons complètement le cæcum du rôle que la tradition lui attribue dans la production des accidents décrits sous le nom de typhlite. Ni la tumeur, ni les douleurs, ni les phénomènes inflammatoires ne sont dus à une lésion des parois du cæcum proprement dit.

Mais est-ce à dire pour cela que cette partie du gros intestin ne puisse être le siège d'altérations morbides, dont la prédominance à ce niveau détermine même parfois des symptômes plus ou moins analogues à ceux de l'appendicite ou de la péritonite appendiculaire? Nullement. Nous ne songeons pas à contester l'existence d'ulcérations de la muqueuse cæcale, au cours de la dysenterie, de la fièvre typhoïde, de la tuberculose, de la syphilis même. La tuberculose intestinale peut même débuter par le cæcum. D'autre part la valvule de Bauhin est un des sièges de prédilection du cancer de l'intestin.

Lésions spécifiques du cæcum.

Toutes ces lésions peuvent donner lieu à des signes de douleur et de gonflement, localisés dans la fosse iliaque droite, qui peuvent prêter à confusion avec les symptômes de l'appendicite subaiguë à marche insidieuse. Nous aurons à revenir sur ce sujet à propos du diagnostic.

On peut, si l'on veut, donner à ces lésions les noms de typhlite dysentérique, typhoïde, tuberculeuse, cancéreuse, mais à notre avis, ce serait à tort; d'abord, parce que, dans la conception classique de la typhlite, on avait soin en général de faire une classe à part de ces altérations spécifiques du cæcum et de les distinguer de la typhlite inflammatoire proprement dite. En deuxième lieu, sauf pour le cancer, ces lésions sont bien rarement exactement limitées au cæcum et s'étendent d'ordinaire aux autres parties du gros intestin. Enfin, il est exceptionnel que les ulcérations de ce genre donnent lieu à des symptômes qu'on soit porté à spécialiser et à localiser dans le cæcum. Et c'est là justement un des arguments les plus frappants contre l'existence de la prétendue typhlite stercorale. Lorsque les lésions cæcales existent, tangibles et indiscutables, les symptômes et les signes de la typhlite font défaut. De quel droit, quand ces symptômes et ces signes se produisent, les expliquer par une inflammation de ce même cæcum que personne n'a jamais vue?

Maintenant, au cours de l'appendicite, avec ou sans perforation, le cæcum ne peut-il prendre part au processus morbide? Sans doute, le cæcum peut être intéressé, mais toujours d'une manière accessoire et secondaire.

Part secondaire du cæcum dans le processus morbide.

1° En raison même de son voisinage de l'appendice perforé, le péritoine qui enveloppe le cæcum est toujours le plus rapidement et le plus profondément atteint; c'est à ce niveau que les fausses membranes fibrineuses sont le plus épaisses et le plus abondantes.

2° L'appendice étant très souvent appliqué contre une des faces du cæcum, la collection purulente, conséquence de la perforation appendiculaire, se fait souvent soit en arrière, soit sur les côtés de cette portion du côlon. Si l'abcès est abandonné à lui-même, il n'est pas rare qu'il s'ouvre dans le cæcum en perforant ses tuniques de dehors en dedans: c'est un des modes d'évacuation du pus et de guérison des pérityphlites.

3° Pendant une crise d'appendicite, on peut constater parfois dans la fosse iliaque droite, beaucoup moins souvent qu'on ne l'a dit pour les besoins de la cause, une tumeur allongée, plus ou moins cylindrique, de consistance pâteuse ou dure, formée par des matières fécales accumulées dans le cæcum. Cette tumeur qui, pour les partisans de la typhlite stercorale, est la cause même des accidents, n'en est pour nous que la conséquence. Elle ne se perçoit jamais au début de la maladie, mais seulement au bout de quelques jours, quand la douleur est calmée et les contractions du plan musculaire abdominal en voie de relâchement, et elle ne s'observe guère que dans les appendicites à rechutes, après une ou plusieurs crises de colique appendiculaire. L'accumulation des matières se fait soit par suite des contractions antipéristaltiques du gros intestin, consécutives à l'excitation douloureuse de la tunique musculaire, et refoulant dans le cæcum les masses fécales qui ont leur siège normal dans la seconde moitié du côlon, soit par atonie paralytique de cette même tunique qui, trop vivement excitée d'abord pendant la crise douloureuse, devient ensuite impuissante à faire progresser les matières dans leur direction ordinaire.

4° Cette atonie paralytique avec stagnation fécale peut être remplacée dans d'autres cas par une atonie avec dilatation gazeuse. On perçoit alors dans la région cæcale une sonorité tympanique exagérée, accompagnée de borborygmes localisés. L'impuissance motrice prédominante au niveau du cæcum existe d'ailleurs pour tout le gros intestin, ce qui explique la constipation opiniâtre dont sont atteints les individus affectés d'appendicite à rechutes.

En somme les signes fournis par l'examen du cæcum sont ceux d'une simple distension parétique et non d'une inflammation. Ces signes sont toujours secondaires et consécutifs à l'apparition des symptômes dus à l'appendicite.

L'inflammation ulcéreuse du cæcum existe cependant dans diverses maladies spécifiques; mais cette inflammation ne donne que rarement lieu à une symptomatologie offrant quelque analogie avec celle de la typhlite classique.

Pour que les symptômes décrits sous le nom de typhlite se produisent il faut que l'appendice soit intéressé.

II

LES LÉSIONS

8. — L'appendice vermiforme.

L'appendice vermiforme est un diverticulum du gros intestin attaché à la partie postéro-interne du cul-de-sac cæcal ou *caput coli*, comme disent les anatomistes. C'est un organe atrophié, un vestige rudimentaire représentant chez l'homme le cæcum si développé des Herbivores et des Rongeurs. Confondu pendant la vie embryonnaire avec le gros intestin, il se rétracte ensuite peu à peu, pour se réduire au moment de la naissance au volume d'une plume à écrire, tout en conservant une longueur variable. Il serait oiseux de discuter les fonctions et le rôle physiologique de l'appendice; il n'en a pas; son utilité est nulle; les dangers auxquels il nous expose sont seuls patents et incontestables. Et si le physiologiste a le droit de se désintéresser de son étude, il n'en est pas de même du médecin qui a eu le tort de n'y attacher longtemps qu'une attention médiocre et de ne voir dans ses perforations qu'un traumatisme accidentel et une curiosité à cataloguer. L'appendice

Organe inutile et nuisible.

est un organe inutile, mais c'est en même temps un organe essentiellement nuisible.

La structure, au reste, ne diffère pas de celle de l'intestin; les parois se composent de quatre couches qui sont, en allant de dedans en dehors : la muqueuse, contenant des glandes en tube et peut-être des follicules clos; au-dessous une couche de tissu conjonctif, qui sépare la muqueuse de la tunique musculaire formée de fibres longitudinales et de fibres circulaires; enfin la tunique séreuse, représentée par le péritoine.

Les points qui nous intéressent dans l'anatomie de l'appendice sont : ses dimensions, la situation qu'il occupe dans la cavité abdominale, ses rapports exacts avec le péritoine.

Dimensions variables.

1° *Dimensions.* — Ses *dimensions* sont extrêmement variables. Sappey lui attribue le volume moyen d'une plume à écrire et une longueur de 6 à 8 ou 10 centimètres. Mais on cite des cas où l'appendice est réduit à un petit tubercule (Merling) ou même peut être regardé comme faisant absolument défaut (Ferguson), et d'autres où il atteint une longueur de 25 à 30 centimètres avec un volume égal à celui du doigt.

Ferguson, qui a examiné avec soin et mesuré 200 appendices, donne comme longueur moyenne quatre pouces 1/2, et comme diamètre celui d'une sonde n°9 de l'échelle anglaise; dans 3 cas, l'appendice n'avait pas plus de 1/2 pouce de long, et, dans un cas, on n'en trouvait pour ainsi dire pas trace[1].

1. Ferguson. On some points regarding the appendix vermiform. *Amer. Journ. of med. sc.*, janv. 1891.

Normalement, le canal intérieur est très étroit comparé à l'épaisseur des parois. En outre, l'orifice qui le fait communiquer avec la cavité du cæcum est d'habitude à moitié fermé par un repli semi-lunaire de la muqueuse, qu'on appelle la *valvule de Gerlach*. Dans les conditions normales, il n'est donc pas facile à un corps étranger de pénétrer dans le canal appendiculaire; il ne peut s'y introduire que par effraction pour ainsi dire, en forçant l'entrée et en dilatant le calibre du conduit.

Situation et déviations.

2° *Situation*. — La *situation* de l'appendice dans l'abdomen est importante à connaître, aujourd'hui que l'excision de cet organe est devenue une opération préconisée et souvent pratiquée. Il y a deux points à préciser : l'insertion même de l'appendice au cæcum et la position générale du diverticule par rapport à l'intestin. L'insertion se fait à la partie postérieure et interne de la tête du côlon. Ce point, d'après les chirurgiens américains, correspond au milieu d'une ligne tirée de l'épine iliaque antérieure et supérieure à l'ombilic. C'est là qu'existe la douleur fixe qui indique l'inflammation de l'appendice; c'est là qu'il faut chercher l'organe quand on veut le lier et le réséquer.

Quant à la position de la partie libre et à ses rapports avec les organes voisins, ils sont loin d'être toujours les mêmes. Sur les 200 cas étudiés par Ferguson, la direction et la situation de l'appendice étaient les suivantes :

19 fois, l'appendice était placé sur la face externe, sur le côté droit du cæcum;

11 fois, il se dirigeait directement en bas;

18 fois, il se dirigeait en dedans;

75 fois, il était en rapport avec la partie postérieure du cæcum;

Enfin 77 fois, il était placé de telle façon — probablement, bien que l'auteur ne précise pas, appliqué contre la fosse iliaque — que sa perforation se serait nécessairement faite dans le tissu cellulaire sous-péritonéal et aurait eu pour conséquence un abcès de la région iliaque.

Fréquence de la déviation postérieure.

On remarquera la fréquence du rapport avec la face postérieure du cæcum. Dans cette position Sappey dit qu'on a vu l'appendice remonter jusqu'au bord tranchant du foie et entrer en contact, par son extrémité, avec la vésicule biliaire.

La fréquence de la déviation postérieure du diverticule ressort encore de la statistique de F. Hartley, qui, dans 15 cas d'excisions de l'appendice, a noté avec soin sa position. Sur ces 15 cas, l'appendice était placé en arrière de la tête du côlon, 8 fois; en arrière et en dedans, 1 fois; au-dessous et en partie en arrière, 1 fois; au-dessous et en rapport avec la paroi abdominale antérieure, 1 fois; au-dessous et en partie sur la face antérieure du cæcum, 1 fois; sur le rebord pelvien en dedans du cæcum, 1 fois; sur le côté interne du cæcum, 1 fois; sur la face antérieure, 1 fois[1].

D'après Biggs, dans près des trois quarts des cas, l'appendice se dirige en bas et en dedans; dans un peu plus du quart des cas, il est situé en arrière du cæcum et du côlon ascendant[2].

1. Frank Hartley, New York medical Record, août 1890.
2. Biggs. — *The Post Graduate New York*, nov. 1889.

Conséquences de ces déviations.

Ces variations de rapport et de direction de l'appendice expliquent à notre avis plusieurs choses : elles expliquent d'abord comment la palpation, en essayant de localiser la douleur et la tuméfaction, peut faire croire à une inflammation du cæcum alors qu'il s'agit en réalité d'une lésion de l'appendice accolé au cæcum ; elles expliquent ensuite comment les collections purulentes d'origine appendiculaire n'occupent pas toujours le même siège, puisque la perforation de l'appendice peut se faire tantôt en dedans, tantôt en dehors, tantôt au-dessous, tantôt en arrière du cæcum ; elles montrent enfin comment les chirurgiens, qui, aujourd'hui encore, s'appuient sur le siège de la collection purulente pour établir une distinction entre l'appendicite et la pérityphlite et maintenir que toute pérityphlite n'est pas en rapport avec une lésion de l'appendice, ne prouvent, en raisonnant ainsi, qu'une chose, c'est leur ignorance des rapports anatomiques si variables que peut présenter le diverticule.

5° *Rapports avec le péritoine.* — Un dernier détail, non moins intéressant à préciser, est la manière dont le péritoine se comporte à l'égard de l'appendice. Comme pour le cæcum même, la plupart des auteurs professent que l'appendice est recouvert incomplètement par la séreuse et que, en règle générale, une partie de sa circonférence, la partie postérieure et supérieure, est en contact direct avec le tissu cellulaire sous-péritonéal.

Rapports avec le péritoine.

L'étude attentive de la région prouve le contraire. Maurin dit que, sur 112 sujets de tout âge, il a, et le tissu cellulaire sous-péritonéal.

dans tous les cas, vu l'appendice complètement entouré par la séreuse et tout entier libre dans sa cavité[1]. Il faut penser que Maurin est tombé sur une série spéciale de sujets, car on ne saurait nier que, dans un certain nombre de cas, l'appendice ne soit en rapport direct avec le tissu cellulaire rétro-cæcal. La statistique de Ferguson nous paraît plus conforme à la réalité.

Sur 200 cas, Ferguson a trouvé 123 fois l'appendice muni d'un mésentère propre et libre dans la cavité péritonéale. Mais 77 fois l'appendice était recouvert par le péritoine, « de telle manière, dit Ferguson, que la perforation n'aurait pu s'ouvrir que dans le tissu cellulaire sous-péritonéal, en produisant une forme diffuse de cellulite ».

En règle générale, l'appendice flotte donc librement dans la cavité abdominale, mais dans un tiers au moins des cas, il est en contact, dans une partie de sa longueur, et parfois dans sa totalité, avec le tissu conjonctif sous-péritonéal.

Fossettes iléo-cæcales

Il est une autre particularité qu'il nous faut signaler à propos des rapports de l'appendice avec le péritoine. C'est l'existence des *fossettes iléo-cæcales*, indiquées par Luschka, Hartmann, Waldeyer, et sur lesquelles Treves et Tuffier ont récemment rappelé l'attention. Treves décrit tout spécialement ce qu'il appelle *la fossette iléo-cæcale inférieure*. Cette fossette est située entre le mésentère de l'appendice et un repli péritonéal qui va de l'iléon au cæcum, en passant au-dessus de la jonction des

1. MAURIN. *Loc. cit.*, p. 7.

deux intestins à leur face inférieure. C'est une dépression à peu près constante et parfois très profonde. « Elle peut admettre d'ordinaire, dit Treves, deux doigts jusqu'à leur première articulation. » Elle s'ouvre en dehors, le sommet correspondant à la jonction de l'iléon et du cæcum, l'intestin limitant un de ses côtés, la tête du côlon, l'autre côté.

On doit se demander si, dans certains cas, l'appendice ne peut pas venir s'engager et s'emprisonner dans la fossette de Treves; cette disposition anatomique deviendrait ainsi une cause d'appendicite, ou plutôt de colique appendiculaire. Il ne paraît pas cependant que cette déviation anormale du diverticule ait été notée au cours des nombreuses recherches faites dans ces dernières années pour préciser les rapports de l'appendice.

4° *Fréquence des lésions appendiculaires.* — Ces recherches ont toutefois établi la fréquence des lésions qui se produisent d'une manière plus ou moins latente à l'intérieur ou à l'extérieur de l'appendice. Hektoen, de Chicago, et Maurin se sont contentés de noter les altérations extérieures. L'un, sur 280 autopsies, a relevé 42 fois des adhérences, vestiges d'une péri-appendicite antérieure, soit une proportion de 15 pour 100. Maurin, sur 112 autopsies, a trouvé 16 fois des adhérences péri-appendiculaires, reliquat de péritonites localisées, « sans que rien, dit-il, dans les antécédents des malades eût attiré notre attention de ce côté ».

Les examens de Toft ont porté à la fois sur l'aspect extérieur et sur la cavité intérieure de l'organe. Sur un total de 300 autopsies, Toft a noté des signes évidents de lésions appendiculaires dans la proportion de 36 pour 100.

La proportion indiquée par Ferguson est moins forte. Sur ses 200 examens, 7 fois seulement il y avait évidence de lésions anciennes ou de perforation. Dans trois de ces cas, on a pu établir positivement qu'il y avait eu en effet perforation à une date antérieure. Dans 15 cas, il existait des corps étrangers dans le canal de l'appendice, noyaux de fruits, scybales, etc.

En réunissant ces différentes statistiques, on peut donc conclure que 20 fois sur 100 on rencontre des lésions appendiculaires, internes ou externes, à l'autopsie de sujets ayant succombé à des affections diverses.

Fréquence des lésions appendiculaires en rapport avec des formes légères ou curables spontanément.

Ces lésions anciennes, intra ou extra-appendiculaires, sont-elles restées absolument latentes pendant la vie ? Se sont-elles traduites, à un moment donné, par des symptômes plus ou moins nets d'une affection abdominale ? Il est impossible de le dire, puisque les statistiques ne nous fournissent aucun renseignement clinique. Il nous semble difficile cependant d'admettre, étant donnée la susceptibilité de la séreuse péritonéale, que ces lésions soient restées complètement silencieuses pour le sujet. D'autre part, Maurin a eu soin de noter que rien dans les antécédents de ses 16 malades ne faisait prévoir les lésions trouvées à l'autopsie. Si donc il a existé chez ces malades des symptômes abdominaux, ces symptômes ont dû être assez peu graves pour ne laisser dans leur esprit qu'un souvenir incertain dont ils n'ont pas jugé à propos d'entretenir le médecin.

On est par suite en droit de penser que toute appendicite n'a pas nécessairement une évolution bruyante et qu'on peut observer des formes légères et transitoires, dont les signes sont peu marqués et le plus souvent sans doute méconnus, et qu'on range, sans préciser davantage, sous la dénomination vague de douleurs ou de névralgies abdominales, de coliques intestinales, etc.

Mais cette fréquence des lésions appendiculaires conduit encore à une autre conclusion qui n'est pas sans importance au point de vue pratique. Rien ne prouve que ces lésions soient seulement en rapport avec des appendicites légères ; il se peut, comme dans les trois cas de Ferguson, où l'existence clinique d'une appendicite avec perforation a été constatée dans les antécédents des sujets, que des symptômes sérieux aient été observés pendant la vie. On aurait ainsi la preuve anatomique que des formes graves d'appendicite peuvent guérir spontanément, ce que démontre d'ailleurs non moins formellement l'observation clinique, — et par suite une nouvelle justification de la réserve que beaucoup recommandent dans l'intervention chirurgicale.

9. — Les scybales.

Dans l'étude anatomo-pathologique de l'appendicite, un fait doit être tout de suite mis en relief, c'est la constatation fréquente, pour ne pas dire constante, de concrétions dures ou de corps étrangers dans la cavité de l'appendice enflammé.

Fréquence des scybales.

Sur un total de 760 cas d'appendicite, obtenu en réunissant les statistiques et les observations de divers auteurs, R. Fitz, Matterstock, Krafft, Fenwick, Maurin, Roux (de Lausanne), etc., 450 fois la présence de ces corps étrangers est notée dans l'appendice même, ou parfois dans le pus de l'abcès péri-appendiculaire, soit dans 60 pour 100, ou dans près des deux tiers des cas. Nous verrons tout à l'heure comment on peut expliquer l'absence de concrétions ou de corps étrangers dans les observations où les auteurs ne font pas mention de ce détail important.

Ces corps étrangers sont de plusieurs sortes : tantôt ce sont des corps pointus, comme des épingles ou des arêtes de poisson, capables de perforer par eux-mêmes les parois intestinales ; ce sont les plus rares, et il est inutile d'insister sur leur rôle traumatique accidentel[1]. Tantôt ce sont des corps arrondis, dont on peut admettre trois variétés :

Variétés de corps étrangers.

graines végétales, pépins, noyaux de fruits, haricots, *calculs* biliaires ou *calculs* intestinaux proprement dits, et enfin boulettes fécales durcies ou *scybales*.

1. Nous nous contenterons de signaler l'observation de Jadelot (*Bibliothèque médicale*, 1814), où chez un jeune garçon mort de fièvre typhoïde on trouva « quatre lombrics occupant la cavité amplifiée de l'appendice, où ils étaient comme entassés ». Il n'est nullement démontré ni que les lombrics puissent perforer les parois de l'intestin, ni que leur présence dans l'appendice puisse donner lieu aux symptômes de l'appendicite.

La fréquence comparative de ces diverses variétés de corps étrangers n'est pas la même. La fréquence des scybales l'emporte de beaucoup sur celle de toutes les autres variétés réunies. Toutes les statistiques sont d'accord sur ce point, sauf celle de Fenwick.

Ainsi Reg. Fitz sur 152 cas trouve 47 fois pour 100 des scybales, et 12 fois pour 100 des corps étrangers d'autre nature; Matterstock, sur 69 cas, 57 fois des scybales et 12 fois des corps étrangers; Krafft, sur 40 cas, 36 fois des scybales pour 4 cas de corps étrangers; Maurin, sur 60 cas, 34 fois des scybales et 26 fois des corps étrangers. Seul le relevé de Fenwick donne un rapport inverse, 55 fois des corps étrangers pour 14 cas seulement de boulettes fécales.

On pourrait donc admettre deux variétés d'appendicite : une appendicite *traumatique*, la perforation étant due à un traumatisme direct par un corps pointu; une appendicite *stercorale*, en réunissant sous ce titre tous les cas où les lésions sont en rapport avec la présence de corps étrangers arrondis, dont la scybale stercorale est le spécimen le plus commun.

Cette distinction entre les corps étrangers et la concrétion fécale n'a en effet d'intérêt qu'au point de vue étiologique; abstraction faite des corps pointus qui agissent par simple traumatisme, au point de vue pathogénique, le mode d'action des corps arrondis, qu'il s'agisse de scybales, de noyaux de fruits ou de calculs, est pour nous toujours le même. Il n'en faut pas moins retenir de ces statistiques que la scybale représente dans la grande majorité des cas le vrai corps du délit de l'appendicite. Il importe donc de préciser le mode et le lieu de formation de ces concrétions fécales.

1° *Origine des scybales.* — Les scybales sont des boulettes de matières fécales plus ou moins durcies, ayant absolument l'aspect, la forme et la grosseur des crottins de lapins; elles ont une couleur brunâtre et une consistance tantôt mollasse quand elles sont fraîches, tantôt dure quand elles sont desséchées et anciennes. Leur analyse chimique donne la même composition que celle des matières contenues dans le gros intestin.

Les scybales se forment dans le cæcum.

On admet, en général, qu'elles se forment soit dans le cæcum, soit dans la cavité même de l'appendice. Les matières fécales pénétreraient à l'état liquide dans l'appendice et s'y solidifieraient en se desséchant. Cette origine appendiculaire des scybales nous semble absolument contestable. Si ces concrétions se formaient dans l'appendice, elles en prendraient la forme en se moulant sur sa cavité. Elles devraient donc présenter une forme allongée, cylindrique, comme celle du conduit lui-même. Or les scybales, celles du moins qu'on trouve dans les cas d'appendicite, sont parfaitement sphériques. Pour qu'elles prennent cette forme arrondie, il faut que la parcelle de matière fécale qui les constitue ait pu être remuée, roulée, brassée en quelque sorte par les mouvements de l'intestin dans une cavité assez spacieuse. Le cul-de-sac cæcal offre seul la disposition nécessaire à ce brassage.

A notre avis, le lieu de formation des scybales est toujours le cæcum. Les particules de matières détachées du bol fécal ou déposées dans les anfractuosités, dans les hernies tuniquaires (Cruveilhier) qui se produisent si facilement entre les bandes longitudinales de la couche musculaire, prennent la forme de ces dépressions ; puis détachées de leur nid primitif, elles s'arrondissent, comme des boulettes sous le doigt, dans les mouvements péristaltiques de l'intestin au contact du plan résistant fourni par les contractions de la paroi cæcale.

Il est possible d'ailleurs que dans les appendices très longs et à large canal, comme on les rencontre quelquefois, il se forme par le même mécanisme de petites concrétions fécales. Mais, en raison même de la largeur du conduit, elles n'ont alors aucune importance et ne peuvent jouer aucun rôle pathogénique.

2° *Mode d'action des concrétions.* — Le rôle pathogénique des scybales et des concrétions n'a pas échappé aux différents auteurs qui ont observé les perforations de l'appendice vermiforme. Mais d'une part le rôle qu'ils leur attribuent se borne à celui d'agent de la perforation ; de l'autre, ils ne précisent pas comment la concrétion a pu provoquer l'ulcération des parois. Ils se contentent de dire que la perforation appendiculaire est, en général, causée par une concrétion stercorale ou un corps étranger, et ils semblent par suite admettre que les scybales ou les noyaux de fruits déterminent directement le traumatisme des parois à la ma-

Comment se fait la perforation.

nière d'une épingle ou d'une arête de poisson. Mais comment comprendre qu'un corps mou et arrondi comme une scybale puisse agir sur les parois de l'appendice comme un corps pointu ou muni d'angles aigus? Comment expliquer ensuite que la totalité de l'appendice soit d'ordinaire, en pareil cas, gonflée, dilatée, enflammée, épaissie et en voie de gangrène? Comment enfin se fait-il que dans le plus grand nombre des cas la perforation ou les perforations ne siègent nullement au niveau du corps étranger, mais à une assez grande distance et en général au-dessous de lui?

Nous avons déjà fait ces objections à la théorie classique, et c'est pour y répondre qu'en 1882 nous avons proposé l'interprétation suivante des lésions de l'appendicite et du mode d'action des concrétions fécales, interprétation qui s'applique aussi bien aux noyaux de fruits, aux calculs biliaires et aux autres concrétions arrondies qui peuvent venir obstruer le canal appendiculaire.

Stagnation du liquide dans la cavité de l'appendice.

Le corps étranger, de quelque nature qu'il soit, engagé brusquement dans l'appendice par une contraction intempestive du cæcum, y pénètre à frottement et s'enclave à la partie supérieure de l'étroit canal. De là deux conséquences : d'une part, oblitération de l'orifice de dégagement de l'appendice dans le cæcum; de l'autre, compression des parois de l'appendice, gêne de la circulation des vaisseaux contenus dans ces parois.

Gêne de la circulation pariétale.

De l'oblitération de l'orifice résultent l'accumulation des produits de sécrétion glandulaire de la muqueuse et la distension de l'appendice; de la compression des vaisseaux, la diminution de vitalité de l'organe.

Prolifération microbienne.

Les microbes qui existent en permanence à la surface de la muqueuse, pullulent et se multiplient dans le liquide stagnant de l'appendice oblitéré comme dans un vase clos. Ces microbes, inoffensifs à l'état normal et impuissants contre des éléments sains, triomphent sans peine de ces éléments privés du liquide sanguin nourricier; ils pullulent de proche en proche, enflammant, détruisant et ulcérant à mesure les parois de l'appendice et par un ou plusieurs points finissent par les perforer et par faire irruption dans le péritoine[1].

Tel est, à notre sens, le mécanisme des perforations appendiculaires, et nous estimons que c'est le seul, en dehors des perforations traumatiques produites par un corps étranger pointu comme une épingle, et des perforations dues à une ulcération spécifique, tuberculeuse, typhoïde ou cancéreuse, comme il en existe quelques exemples.

Cas où l'on ne trouve pas de scybales.

On objectera que dans un tiers au moins des cas, d'après les statistiques citées plus haut, on ne constate pas la présence ni, du reste, l'absence de tout corps étranger dans l'appendice.

Pour les faits où cette absence n'est pas spécifiée, on peut admettre une omission, les auteurs ayant négligé ce détail. Pour les autres, trois alternatives sont possibles :

Ou le corps étranger à moitié engagé et fixé seu-

1. Talamon. Typhlite aiguë perforante. *Bull. Soc. anat.*, mars 1882, et *Progrès médical*, décembre 1882.

lement à la partie supérieure de l'appendice est retombé dans le cæcum, la tension des parois qui le maintenait en place se relâchant au moment de la perforation ;

Ou bien, au contact des liquides accumulés dans le conduit, la scybale s'est ramollie et transformée en une petite masse demi-fluide, grisâtre ou verdâtre, qu'on note dans certaines observations comme venant sourdre par la perforation à la pression de l'appendice ;

Ou bien, enfin, la concrétion fécale est tombée dans le péritoine ou dans l'abcès péri-cæcal, où, pour peu que l'affection se prolonge, elle se dissout et disparait, mais où on la retrouve parfaitement reconnaissable, quand l'ouverture de la collection purulente n'est pas faite trop tardivement. Sur 9 observations de Roux, de Lausanne, où la présence d'une scybale est constatée à l'ouverture de l'abcès, cinq fois la concrétion était dans la cavité appendiculaire, mais quatre fois on la trouvait dans le pus évacué. Quant à ce déplacement de la scybale, il est attesté par les autopsies qui montrent le corps étranger à demi engagé dans l'ouverture de la perforation, ou complètement sorti et encore en contact avec la paroi externe de l'appendice.

Une autre objection peut être faite, c'est la présence parfois signalée de scybales ou de corps étrangers dans la cavité d'un appendice absolument sain. Le cas le plus remarquable est celui de Lewis : à l'autopsie d'un homme de 88 ans, grand amateur de gibier, qui pendant sa vie n'avait jamais présenté aucun symptôme d'appendicite, on trouva dans l'appendice 122 grains de plomb[1].

Mais cette objection est précisément la justification de la théorie que nous soutenons. Les corps étrangers, scybales ou autres, sont incapables par eux-mêmes de provoquer l'inflammation de l'appendice; tant qu'ils jouent librement dans sa cavité, ils sont inoffensifs. Pas plus dans l'appenidee que dans le cæcum, il n'est vraisemblable que le simple contact de boulettes de matières fécales puisse enflammer une muqueuse faite pour être en contact continuel avec ces matières. Pour que l'inflammation se produise, il faut que le corps étranger oblitère le conduit et en comprime les parois.

10. — Les microbes et leur rôle.

En somme, les scybales ou les concrétions arrondies qu'on trouve dans la cavité appendiculaire ne sauraient être regardées comme des causes directes d'irritation ou de perforation; ce sont des agents d'obstruction et de compression.

Le mécanisme de la compression est adopté par Porter, mais d'une manière inadmissible; l'auteur américain pense que la pression, exercée par le corps étranger sur les vaisseaux des parois, amène la gangrène de ces parois; mais, d'après lui, la perforation se fait au niveau de la ligne de démarcation qui sépare les parties saines des parties sphacélées, c'est-à-dire *au-dessus* de la concrétion.

La scybale n'est qu'un agent d'obstruction et de compression.

1. Lewis. *New York Journ. of med.*, 1856.

A cela, Roux, de Lausanne, objecte, comme nous l'avions déjà fait remarquer en 1882, que dans nombre de cas la perforation siège *au-dessous* du corps étranger. Il se rallie pour sa part à l'idée d'obstruction. L'occlusion du conduit « donne lieu immédiatement à une sécrétion plus intense de la muqueuse, à un engorgement des parois dont les vaisseaux sont comprimés à leur entrée. Ces parois deviennent rigides, moins élastiques ; elles se gangrènent même en tout ou partie, si le calcul est angulaire ou s'il comprime largement tous les vaisseaux ; mais la perforation peut avoir lieu sous l'action de la pression du contenu liquide de l'appendice et n'est nullement liée au point d'étranglement du calcul, lequel agit dans nombre de cas comme un simple bouchon, moins souvent comme agent immédiat de la perforation[1]. »

Cette hypothèse de la rupture de l'appendice par la pression intérieure du liquide ne nous paraît pas soutenable. L'extensibilité des parois intestinales est considérable ; il faudrait pour la vaincre une tension énorme qu'on ne saurait raisonnablement supposer au liquide sécrété dans l'appendice ; en tout cas, si cette tension pouvait être suffisante pour faire éclater les parois, à plus forte raison devrait-elle suffire pour refouler dans le cæcum le corps étranger oblitérant, et déboucher l'appendice.

Donc ni la compression ni l'obstruction ne peuvent par elles-mêmes expliquer le processus

1. Roux. Traitement chirurgical de la pérityphlite suppurée. *Rev. méd. de la Suisse romande*, avril 1890.

ulcéreux et la perforation; il faut l'intervention d'un troisième facteur pour amener la destruction des éléments anatomiques de la paroi, c'est la prolifération bactérienne au sein de tissus ayant perdu, par suppression du liquide sanguin, une partie de leur vitalité.

Le rôle actif dans la perforation appartient aux microbes.

Ce rôle actif des microbes, nous l'avions précisé dans notre communication à la Société Anatomique il y a dix ans. Nous ne pensons pas qu'aujourd'hui personne songe à le contester. Il n'est besoin ici ni de culture, ni de reproduction expérimentale de la lésion. Il est bien évident qu'aucun microbe spécifique ne préside à la perforation de l'appendice. On peut toutefois se demander si quelqu'une des espèces qui habitent la surface de la muqueuse intestinale ne prend pas une part prépondérante dans l'évolution des lésions.

Difficultés de la microbiologie intestinale

Malheureusement la microbiologie de l'intestin est tellement difficile et obscure, les quelques notions que nous possédons sur ce sujet sont encore à ce point confuses, qu'on ne saurait rien affirmer de précis sur le rôle attribuable à ces différentes espèces dans le mécanisme intime de l'appendicite. De nombreuses variétés de coccus, de bacilles, de vibrions, sans compter les champignons d'ordre plus élevé, saccharomycètes, mucédinées, végètent à l'état normal dans le mucus intestinal. Dans certains états pathologiques, quelques-unes de ces espèces paraissent prendre un développement prédominant qui permet de les isoler plus facilement par la culture. C'est ainsi qu'on connait le bacille napolitain d'Emmerich, trouvé dans l'épidémie cholérique de Naples, le bacille courbe de Finckler et Prior, isolé dans le choléra nostras, le bacille de la diarrhée verte de Clado et Lesage. Mais nous ne savons pas si ces microbes se rencontrent à l'état habituel dans l'intestin ou s'ils viennent de l'extérieur. Nous ne savons même pas s'ils constituent réellement des espèces distinctes, puisque le bacille d'Emmerich ne semble être autre que le bacterium coli commune, et que, pour certains, le bacterium coli n'est lui-même que le bacille typhique atténué. Les différences morphologiques sont inappréciables, puisqu'ils sont eux-mêmes polymorphes, et les différences de culture sont si minimes qu'à peine un caractère différentiel est-il attribué à l'un qu'il faut reconnaître que les autres le possèdent aussi. De façon qu'en fin de compte ce qui les caractérise encore le mieux, c'est le nom de leur auteur et l'état pathologique où on les rencontre ordinairement.

On comprend que dans ces conditions il serait bien inutile de chercher à les reconnaître dans un intestin normal. Il existe cependant une espèce qui paraît bien autonome, c'est elle qu'Escherich a décrite sous le nom de *bacterium coli commune*.

Le bacterium coli commune.

C'est une bactérie très polymorphe, d'une longueur variable, plus ou moins mobile et présentant dans son développement sur les divers milieux artificiels de telles analogies avec le bacille typhique que Roux et Rodet, de Lyon, ne veulent voir dans ces deux organismes qu'une même espèce, de virulence différente.

Cette bactérie se trouve, à l'état normal, dans le

mucus du gros intestin. Dans quatre cas de diarrhée cholériforme chez l'homme, Gilbert et Girode l'ont retirée et cultivée non seulement des selles et des liquides intestinaux, mais encore de l'urine, de la plèvre, des poumons, du liquide céphalo-rachidien. Les mêmes observateurs, ainsi que Charrin et Roger, l'ont retrouvée dans l'angiocholite suppurée; Veillon et Jayle l'ont décelée dans un abcès du foie d'origine dysentérique. D'après ces auteurs, le bacterium coli peut donc produire non seulement des lésions inflammatoires, mais encore des lésions suppuratives.

Sa présence dans l'exsudat des péritonites.

Il était à prévoir qu'on trouverait le même microbe dans l'exsudat des péritonites. Laruelle, le premier, déclara qu'il était le véritable agent de la péritonite par perforation. Il admit néanmoins qu'une altération préalable de la séreuse était nécessaire soit au contact de la bile, soit au contact du liquide intestinal, pour que l'inflammation péritonéale se produisit[1].

A. Frankel, sur 31 cas de péritonite, a rencontré 6 fois le bacterium coli commune et 2 fois une autre bactérie décrite aussi par Escherich dans les selles des enfants nouveau-nés, le *bacterium lactis aerogenes*, que Baginsky propose de nommer *bacterium aceti*, en raison de la grande quantité d'acide acétique qu'il donne en faisant fermenter le sucre de lait[2].

Dans quatre cas de péritonite par perforation

1. Laruelle. Étude bactériologique sur les péritonites par perforation. *La Cellule*, 1889, tome V.

2. A. Frankel. *Wiener klin. Woch.*, 1891, nos 13-15.

Barbacci a toujours trouvé le *bacterium coli* non seulement dans l'exsudat péritonéal, mais encore dans le sang du cœur et des vaisseaux[1].

W. Welch a constaté la présence du même microbe dans six cas de péritonite; quatre fois la péritonite était due à une perforation; deux fois elle était consécutive à une affection intestinale sans perforation. Au reste, Welch ne parait pas convaincu de l'action phlogogène du *bacterium coli* sur la séreuse. Il dit que dans les maladies intestinales cette bactérie a une grande tendance à diffuser et à se répandre dans l'organisme. Dans 25 autopsies de sujets morts avec des lésions de la muqueuse de l'intestin, ulcérations, inflammations diphtéritiques ou hémorragiques, blessure ou traumatisme, il l'a isolée en cultures pures de la plupart des viscères; il ne l'a au contraire presque jamais rencontrée en dehors de l'intestin quand la muqueuse était saine. Il ne lui parait donc pas démontré que le *bacterium coli* possède un rôle pathogène en dehors de certaines conditions spéciales[2].

Enfin, dans un travail récent, Malvoz dit que dans

1. Barbacci. *Lo Sperimental*, n° 15, 1891.

2. William Welch. *Conditions underlying the infection of wounds. American Journ. of med. sc.*, nov. 1891, p. 435. — Wurtz et Hermann concluent de leurs recherches que dans la moitié au moins des autopsies des individus morts de maladies quelconques, on trouve dans le foie, la rate ou les reins, et assez souvent dans les trois organes à la fois, le bacterium coli. (*Arch. de méd. expérim.*, nov. 1891.) — Voir sur l'état actuel de l'étude bactériologique de ce microbe l'excellente revue de M. F. Widal, le *coli-bacille, Gaz. hebd. de méd.*, janv. 1892.

six cas de péritonite d'origine intestinale, il a toujours trouvé le bacille d'Escherich à l'état de culture presque pure. Dans un cas il s'agissait d'une péritonite fibrino-purulente généralisée consécutive à une appendicite ; Malvoz ne précise pas s'il y avait perforation. Les cultures faites avec l'exsudat péritonéal et avec le sang du cœur donnèrent le *bacterium coli* à l'exclusion de tout autre microbe[1].

Ces faits prouvent la fréquence sinon la constance de la bactérie d'Escherich dans l'exsudat des péritonites d'origine intestinale. Les observations de Malvoz et de Welch démontrent qu'il n'est pas nécessaire qu'il y ait perforation pour que ce microbe pénètre dans le péritoine. Il semble donc qu'on puisse conclure que la présence du *bacterium coli* caractérise ces péritonites au même titre que la présence du streptocoque caractérise les péritonites puerpérales.

Est-il la cause de la péritonite?

Mais le *coli commune* est-il capable de provoquer par lui-même l'inflammation de la séreuse? Les expériences de Laruelle et de Frankel paraissent bien établir que la péritonite ne se produit après l'injection de cultures pures du microbe que si on injecte en même temps de la bile ou du liquide intestinal stérilisé. En pathologie humaine, ces conditions préalables se trouvent réalisées quand il y a perforation; les bactéries tombent dans le péritoine avec le liquide qui les contient. Mais dans les péritonites par propagation comment expliquer

1. Malvoz. Le bacterium coli commune comme agent habituel des péritonites d'origine intestinale. *Arch. de méd. expérim.*, 1891, p. 593.

l'action phlogogène du *bacterium coli?* Charrin et Roger disent toutefois avoir déterminé par injection intra-péritonéale de ce microbe des péritonites hémorragiques qui tuaient les cobayes en quinze jours. Widal dit aussi qu'en inoculant dans le péritoine de cobayes des doses minimes de cultures fraîches, il a déterminé des péritonites fibrineuses avec abaissement de température et mort rapide des animaux. De nouvelles recherches sont évidemment nécessaires pour établir définitivement le mode de réaction du péritoine en présence du *coli commune*.

Maintenant ce micro-organisme est-il seul en cause? Dans deux cas de péritonite consécutive à des ulcérations tuberculeuses de l'intestin, Frankel a trouvé le streptococcus pyogenes; dans deux autres cas d'origine intestinale, il a isolé le *bacterium lactis aerogenes*; enfin dans un cas il existait plusieurs espèces microbiennes associées. Dans un cas d'appendicite perforante, Welch dit que le streptococcus pyogenes semblait le seul organisme présent dans l'exsudat péritonéal. Il est assez probable que des recherches plus minutieuses montreront d'autres variétés de micro-organismes. On peut supposer sans invraisemblance que dans certains cas le staphylococcus aureus peut se trouver dans le contenu de l'intestin et pénétrer avec ce contenu dans le péritoine. Alapi dit, il vrai, que l'intestin d'un homme bien portant ne contient jamais les microbes pyogènes parce que l'acidité du suc gastrique les détruit au passage. Si l'on introduit dans l'estomac d'un animal une culture de staphylococ-

Association probable d'autres microbes.

cus aureus et qu'on sacrifie l'animal au bout de quelques heures, l'ensemencement du mucus intestinal ne donne aucune colonie de cet organisme. Mais il suffit d'alcaliniser le suc gastrique pour qu'on retrouve le coccus pyogène dans l'intestin[1]. Le degré d'acidité du contenu stomacal étant très variable, surtout chez l'homme malade, il est donc très possible que le staphylococcus aureus se trouve au moment de la perforation à la surface de la muqueuse appendiculaire et intervienne parfois dans le développement de la péritonite.

Il ne nous paraît donc pas absolument justifié de faire du *bacterium coli* le seul agent pathogène des lésions péri-appendiculaires. Les faits cités plus haut permettent de lui attribuer un rôle important, mais non exclusif. Il caractérise par sa présence l'exsudat des péritonites appendiculaires; mais il est juste, croyons-nous, d'admettre que d'autres microbes intestinaux peuvent lui être associés, et il se peut que dans certains cas quelqu'un de ces microbes prenne le dessus et par sa prolifération prédominante modifie l'aspect et les conséquences des altérations péritonéales.

11. — Lésions des parois de l'appendice.

Modalités du processus appendiculaire.

Ce rôle pathogénique des corps étrangers et des microbes permet, à notre avis, d'interpréter non seulement les formes graves de l'appendicite avec

1. Alapi. Les bactéries de la suppuration dans l'intestin. *Wiener med. Woch.*, 1889.

gangrène et perforation, mais aussi les formes moins redoutables et les diverses modalités que peut présenter l'affection.

On comprend en effet sans peine que le corps étranger peut être plus ou moins volumineux et le canal appendiculaire plus ou moins étroit. Le degré de constriction exercée sur les vaisseaux des parois variera donc suivant ces deux conditions, et par suite la circulation sanguine pourra être simplement gênée, ralentie, au lieu d'être complètement entravée; d'où des degrés aussi dans les atteintes portées à la vitalité des parois.

D'autre part, le liquide emprisonné dans l'appendice peut être plus ou moins riche en microbes, plus ou moins propre et favorable à leur développement. Sans doute aussi doit-on tenir compte des espèces bactériennes qui peuvent se trouver dans l'appendice au moment de l'obstruction, de leur puissance pathogène et nuisible, de leur degré de virulence.

Enfin le corps étranger peut se déplacer; il peut retomber dans le cæcum, soit par suite d'une contraction des tuniques musculaires de l'appendice et du gros intestin, soit par ramollissement des couches périphériques de la scybale au contact des sécrétions du conduit.

Ces diverses alternatives nous expliquent l'intensité variable du processus inflammatoire, qui peut se borner à la simple inflammation exsudative des parois, qui peut se propager jusqu'aux couches externes celluleuses et péritonéales, qui peut enfin aboutir à la perforation limitée ou à la gangrène totale de l'appendice.

Ce ne sont pas là des lésions théoriques comme celles de la typhlite classique; ce sont des lésions *vues* et constatées nombre de fois. L'examen *post mortem* ne donne guère que les lésions graves de l'appendicite perforante; mais les audacieuses interventions des chirurgiens américains permettent de suivre pour ainsi dire pas à pas sur le vivant les autres phases et les autres modalités qui n'aboutissent pas d'ordinaire à une terminaison fatale. C'est sur les nombreuses observations publiées depuis cinq ou six ans en Angleterre et surtout en Amérique que repose la description suivante.

Au point de vue anatomo-pathologique on peut admettre trois variétés principales d'appendicites : l'appendicite simple, aiguë ou chronique, l'appendicite suppurée et l'appendicite gangreneuse.

Appendicite simple aiguë.

A. — *Lésions inflammatoires simples.* — Elles répondent à ce que les Américains appellent l'appendicite catarrhale aiguë ou chronique. Cette dénomination nous paraît impropre, en ce sens qu'elle semble indiquer une phlegmasie superficielle limitée à la muqueuse, alors qu'en réalité toutes les tuniques de l'appendice sont atteintes. Il est possible théoriquement que dans les cas les plus bénins, dans les cas de colique appendiculaire de très courte durée, les lésions se bornent à cette irritation passagère de la muqueuse; mais on ne peut ni l'affirmer ni le vérifier, les accidents apparaissant et disparaissant dans les vingt-quatre heures. Le nom d'*appendicite pariétale* nous semble préférable.

Appendicite pariétale.

Les opérations les plus précoces, pratiquées pour des appendicites légères, l'ont été le deuxième ou le troisième jour après le début de l'affection. Déjà à ce moment il existe un dépolissement de la séreuse et des adhérences molles de l'appendice avec les parties ambiantes. L'inflammation partie de la muqueuse se propage donc avec une grande rapidité à travers les diverses couches du diverticule pour gagner les couches péritonéales dès les quarante-huit heures; c'est là le fait important à retenir.

L'appendice est augmenté de volume; il apparaît dilaté, turgescent, comme en érection, de la grosseur du petit doigt ou de l'index; ses parois sont plus épaisses; sa cavité est élargie et remplie de mucus visqueux ou semi-purulent.

L'examen microscopique montre les vaisseaux de la muqueuse et de la sous-muqueuse dilatés et gorgés de globules rouges; les culs-de-sac des glandes en tube remplis de grosses cellules; le tissu interstitiel infiltré de cellules embryonnaires. Cette infiltration se continue entre les fibres de la couche musculaire; elle s'étale ensuite dans la couche sous-séreuse sous forme diffuse ou par petits amas de noyaux arrondis. Les cellules endothéliales de revêtement sont en partie desquamées, ou bien augmentées de volume, contenant des vacuoles ou des granulations.

De pareilles lésions peuvent sûrement se résoudre sans laisser de traces, comme semblent l'indiquer les cas d'appendicite qui guérissent par le simple traitement médical. Elles peuvent aussi être la première phase d'un processus de suppuration sur lequel nous reviendrons tout à l'heure. Enfin, sans se résoudre complètement, elles peuvent tendre à une évolution chronique.

Cette évolution chronique est-elle toujours consécutive à une poussée aiguë? Ne peut-elle s'installer d'emblée? C'est probable, et dans ce cas on peut se demander si l'appendicite est autre chose qu'un épisode d'une lésion chronique du gros intestin et si le catarrhe de la muqueuse colique ne s'est pas propagé à la muqueuse appendiculaire. C'est un point étiologique à discuter.

Appendicite chronique.

Quoi qu'il en soit, l'appendicite chronique simple qui forme le plus souvent le substratum anatomique de la variété clinique dite *à rechutes*, ou du moins qui constitue souvent la seule lésion trouvée quand on excise l'appendice dans l'intervalle de deux attaques, se présente sous divers aspects.

En général, l'appendice est augmenté de volume; sa surface extérieure est rugueuse; ses parois sont indurées et hypertrophiées; il est en général adhérent par quelque point soit aux anses voisines, soit à la paroi abdominale, soit à l'épiploon; parfois il est comme noyé dans un amas de tissu fibreux et très difficile à détacher. La cavité est dilatée et contient quelques gouttes de mucus épais. La muqueuse paraît lisse et saine.

Dans deux cas rapportés par Porter[1], l'examen

1. Ch. Porter. *Boston med. and surg. Journal*, 25 déc. 1890.

microscopique ne montrait pas d'altération de la muqueuse même; l'inflammation chronique occupait exclusivement la sous-muqueuse, la couche musculaire et la couche péritonéale.

En dehors d'un certain degré de dilatation, la cavité du conduit peut donc être normale. D'autres fois, elle présente des rétrécissements partiels avec dilatation au-dessus et au-dessous, parfois même une oblitération complète qui divise le canal en deux, l'extrémité libre étant alors extrêmement épaissie, dilatée et distendue par du mucus. Enfin, l'oblitération peut être totale; l'appendice a la forme d'un cordon fibreux, plein, dur, perdu au milieu d'adhérences fibreuses.

B. — *Lésions suppuratives.* — Le liquide contenu dans le conduit enflammé est presque toujours purulent; dans l'appendicite subaiguë, si l'orifice supérieur est bouché, il peut se former ainsi une petite collection purulente intra-cavitaire. Mais ceci n'offre qu'un intérêt médiocre.

Suppuration des parois.

La véritable appendicite suppurée est celle où l'inflammation pariétale détermine la formation de petits amas de pus entre les couches appendiculaires. Ces cas sont rares; il faut intervenir de bonne heure pour constater des lésions aussi limitées. D'ordinaire, quand le chirurgien opère, il trouve l'appendice tout entier déjà infiltré de pus et le plus souvent perforé.

Appendicite gangreneuse.

C. — *Lésions gangreneuses.* — Ce sont les plus importantes et les plus communes. Nous ne reviendrons pas sur le mécanisme de la nécrose exposé plus haut. Cette nécrose est d'autant plus rapide et plus complète que la constriction exercée par le corps étranger est plus grande et plus rapprochée de la base de l'appendice. Dans un cas rapporté par un chirurgien américain, le docteur Dalton, de Saint-Louis, l'opération, faite juste 24 heures après le début des accidents, montra l'appendice d'un bleu noirâtre, presque noir, largement distendu, de la grosseur du petit doigt. Il n'y avait pas encore d'inflammation du voisinage : l'appendice n'était pas perforé; dans sa cavité on trouva une grosse concrétion très dure.

L'étranglement circulatoire a donc pour premier effet la stase veineuse avec infiltration œdémateuse des parois. Les deux conséquences graves de cette première phase sont : la perforation limitée ou l'amputation totale de l'appendice.

Perforations limitées.

Dans les deux cas, le processus est le même; partielle, quand la perforation est limitée, générale et circulaire, quand l'appendice se détache en totalité, la gangrène est une gangrène humide, une destruction par les micro-organismes des éléments de la paroi privés de vitalité.

Tantôt la perforation est unique; tantôt il y en a deux ou plusieurs. Parfois elle est très étroite, difficile à trouver, à peine visible; habituellement elle est nette, arrondie, de la grosseur d'un grain de chènevis à celle d'un pois.

Le siège de ces perforations n'est nullement en rapport direct avec le corps étranger intra-cavitaire; elles peuvent se faire à son niveau ou à son voisinage; mais d'ordinaire elles se trouvent à une certaine distance et au-dessous de la concrétion, très souvent au voisinage de la pointe de l'appendice. Elles sont simplement en rapport avec le degré de résistance vitale de la paroi, et se produisent là où cette paroi a cédé le plus rapidement à l'action destructive des microbes.

C'est là ce qu'on observe quand la perforation détermine une péritonite aiguë générale qui emporte le malade en quelques jours. Mais si la péritonite est limitée, le travail d'ulcération gangreneuse de la paroi a le temps de se poursuivre; la destruction peut gagner tout le pourtour de l'appendice qui se détache dans son ensemble et tombe dans la cavité purulente; c'est l'amputation nécrosique totale.

Amputation gangreneuse totale.

On trouve alors l'appendice dans le foyer, au milieu du pus et des fausses membranes, tantôt encore facile à reconnaitre, sous forme d'un cylindre plus ou moins long, de couleur gris verdâtre ou noirâtre, infiltré de liquide purulent, tantôt méconnaissable et se confondant soit avec des amas pseudo-membraneux, soit avec des débris de tissu conjonctif sphacélé.

12. — Lésions péri-appendiculaires.

L'appendice ne peut guère être atteint d'une manière un peu sérieuse, comme on vient de le voir, sans que l'inflammation diffuse rapidement à travers les diverses couches pour atteindre l'enveloppe extérieure. Il n'y a pour ainsi dire pas d'appendicite sans péri-appendicite; mais la gravité et l'extension des lésions appendiculaires sont variables elles-mêmes, comme l'intensité des lésions pariétales.

Siège habituel des lésions péri-appendiculaires.

Il importe tout d'abord de préciser le siège habituel de ces lésions. Les anciens ne voulaient y voir que des lésions du tissu conjonctif sous-péritonéal. Actuellement, la plupart des chirurgiens rapportent tout à l'inflammation du péritoine, *péritonite appendiculaire* de With.

L'absolutisme n'est pas plus permis dans un cas que dans l'autre. On ne saurait nier d'abord que le tissu cellulaire sous-péritonéal ne puisse être envahi, au moins secondairement à la péritonite, dans ces cas prolongés où l'on trouve tous les tissus de la fosse iliaque infiltrés jusqu'à l'os d'une bouillie purulente et sanieuse.

Possibilité de la péri-appendicite celluleuse.

Mais l'inflammation directe est aussi possible. L'anatomie normale montre que sur 200 sujets, 123 fois l'appendice est libre dans la cavité péritonéale, mais elle montre en même temps que 77 fois il est en rapport intime avec le tissu sous-péritonéal (Ferguson). Il faut bien admettre que si une appendicite était survenue chez un de ces 77 sujets, la péri-appendicite aurait été non une péritonite, mais un phlegmon. On peut donc penser que dans un certain nombre de cas, la propagation inflammatoire ou la perforation se fait non dans le péritoine, mais dans le tissu conjonctif rétro-péritonéal. Il se peut que nous ne sachions pas faire cliniquement la distinction de ces faits; mais ce n'est pas une raison pour ne plus admettre que des péritonites, enkystées ou limitées.

Les statistiques données par les auteurs ne prouvent, d'ailleurs, nullement la constance de la péritonite. Sur 100 autopsies, Weir trouve 85 péritonites, 4 abcès extra-péritonéaux et 11 cas complexes. Maurin, sur 94 cas d'appendicites mortelles, trouve 80 péritonites, 5 abcès extra-péritonéaux et 9 cas où il y avait à la fois abcès et péritonite. Même dans les cas mortels, l'abcès peut donc exister seul dans la proportion de 5 pour 100; mais il est tout naturel que les cas mortels soient surtout dus à une perforation péritonéale. Dans les cas qui guérissent, si large que soit la part que nous fassions à la péritonite enkystée, n'est-il pas juste de supposer que pour un certain nombre, l'inflammation s'est localisée dans le tissu cellulaire?

Nous admettons donc la possibilité de la *péri-appendicite celluleuse*, aboutissant parfois à la résolution, mais pouvant aussi devenir l'origine d'un abcès péri-cæcal. Mais ceci dit, il faut bien reconnaître deux choses : 1° que l'anatomie pathologique est incapable de décrire les premières phases de ce type; 2° que les lésions péritonéales de toute nature sont incontestablement plus fréquentes.

Les lésions péritonéales sont la règle.

Ces lésions peuvent être simplement plastiques, péritonite *fibrineuse* ou *adhésive;* ou fibrino-purulentes et purulentes, péritonite *suppurée;* ou séro-purulentes, séro-sanguinolentes, à odeur fétide, péritonite *septique*. Elles peuvent être diffuses et généralisées, ou partielles, limitées et enkystées. Enfin elles peuvent se produire par propagation de proche en proche à travers les parois de l'appendice, péritonite *progressive;* ou par rupture du diverticule, péritonite *par perforation*.

A. — *Péritonite partielle fibrino-plastique*. — Quand les lésions se bornent à un exsudat fibrineux, la péritonite est toujours progressive; l'inflammation péritonéale se fait au contact de l'appendice, comme la pleurésie fibrineuse au contact d'un noyau de pneumonie. La péritonite fibrineuse appartient à l'appendicite simple, ou du moins aux premières phases de l'appendicite, tant que la perforation ne s'est pas produite. Elle peut être déjà assez marquée au bout de 36 à 48 heures pour produire des adhérences entre l'appendice et les parties voisines, d'une part, entre les anses intestinales, de l'autre. On comprend cependant que ces adhérences nouvelles auront d'autant plus de chances de se produire et de former une barrière capable de limiter les effets de la perforation, que cette perforation sera moins précoce.

Péritonite partielle plastique.

Cette première poussée de péritonite a donc plutôt des effets utiles; elle n'a pas de tendance à s'étendre bien loin; et en provoquant la formation d'adhérences elle limite les conséquences de la perforation; si celle-ci se produit, elle empêche l'épanchement des matières irritantes dans la grande cavité abdominale; la suppuration reste enkystée dans l'espace circonscrit par l'exsudat plastique.

Ses conséquences utiles.

Mais la perforation peut ne pas se faire; que devient alors cette péritonite partielle? Reste-t-elle fibrino-séreuse ou peut-elle suppurer? Nous serions porté à croire que la suppuration ne se produit

Peut-elle suppurer?

que lorsque l'appendice est perforé. Il n'est pas impossible cependant que les microbes pyogènes, se multipliant de proche en proche, passent de l'appendice dans le péritoine à travers les parois du conduit sans en déterminer nécessairement l'ulcération. Dans certains cas d'appendicite subaiguë sans perforation, l'exsudat, d'abord séreux, deviendrait à la longue purulent, comme le liquide de certaines pleurésies. Mais ceci n'est qu'une hypothèse et en tout cas une exception.

La règle est que la péritonite reste fibrino-séreuse si l'appendicite n'est pas perforante. On trouve les anses poisseuses, agglutinées, réunies par un réticulum fibrineux plus ou moins épais, englobant entre elles une sérosité en général louche et d'odeur fétide. Il serait intéressant de faire l'examen microbiologique de ce liquide et de déterminer les espèces microbiennes qui s'y trouvent; peut-être la nature de l'épanchement est-elle en rapport avec la présence ou l'absence de certains micro-organismes? Il y a quelques années nous n'aurions pas hésité à penser que l'absence des deux microbes pyogènes, le staphylococcus aureus et le streptococcus pyogenes, doit expliquer la non-suppuration de l'exsudat. Aujourd'hui, la plupart des microbes pathogènes paraissent capables de produire du pus, nous ne savons plus exactement ce qu'est la suppuration, et il vaut mieux ne pas abuser des hypothèses.

Péritonite restant fibrineuse

Ce qui est certain, c'est la persistance à l'état fibrineux de l'exsudat enkysté. Et ce qu'il faut retenir au point de vue pratique, c'est que cette péritonite locale fibrineuse donne lieu aux mêmes signes physiques d'empâtement, de tuméfaction et de matité qu'une collection purulente.

et pouvant se résorber.

Il y a là pour le chirurgien une nouvelle cause d'hésitation lorsqu'il s'agit de décider l'intervention opératoire. Car il n'est pas douteux que cet exsudat fibrineux peut se résoudre et se résorber, comme tout exsudat de même nature, pleural ou péricardique, et que cette résorption explique le grand nombre de pérityphlites guéries médicalement sans l'aide du chirurgien.

Une autre conséquence à relever de cette péritonite précoce péri-appendiculaire, c'est la fixation de la pointe de l'appendice dès le début des accidents, dans une position et dans des régions absolument anormales. Nous avons déjà vu que normalement la direction et la position du diverticule sont déjà très variables tout autour de la région cæcale. Quand il est libre dans l'abdomen, la poussée inflammatoire initiale peut le fixer et le faire adhérer en des points où on ne songerait guère à le rencontrer, au rectum, à la vessie, au vagin. On l'a vu au fond du scrotum dans un sac herniaire, contre la paroi antérieure du ventre, au voisinage de l'ombilic. Que la perforation se fasse dans de pareilles conditions, le siège de la péritonite enkystée ne répondra guère à la localisation classique de la fosse iliaque, et on juge combien on sera peu porté à diagnostiquer une appendicite en présence d'une tumeur fluctuante de la région scrotale ou de la région ombilicale.

Abcès péritonéal.

B. — *Péritonite enkystée purulente.* — C'est la

forme anatomique habituelle de la pérityphlite, de l'abcès péri-cæcal ; c'est la conséquence la plus commune de l'appendicite perforante, à condition que la péritonite initiale ait eu le temps de créer des adhérences protectrices, ou que ces adhérences existent préalablement, reliquat d'une poussée appendiculaire antérieure.

Le siège, l'étendue, les limites de la poche purulente sont loin d'être toujours les mêmes; nous reviendrons tout à l'heure sur ces détails. Qu'il nous suffise ici de dire que c'est de la position de l'appendice dans l'abdomen que dépend le siège de la collection purulente.

C. — *Peritonite généralisée.* — Si des adhérences antérieures n'existent pas, ou si ces adhérences ne sont pas assez résistantes; si la perforation se fait rapidement dans les 48 à 72 premières heures, la péritonite est *d'emblée* générale. Mais l'inflammation diffuse du péritoine peut être plus tardive et *secondaire*. La perforation donnera d'abord lieu à une collection enkystée, puis au bout d'un temps variable, soit par rupture de la poche primitive, soit par propagation des lésions d'abord localisées, l'inflammation se généralise à toute la séreuse.

Péritonite diffuse.

Les altérations sont les mêmes du reste dans les deux cas, agglutination des anses, qui sont couvertes d'arborisations ou violacées; fausses membranes minces ou épaisses, accumulées en certains points, plus abondantes dans la fosse iliaque droite, fibrineuses ou infiltrées de pus; liquide louche plus ou moins opaque, contenant des grumeaux fibrino-purulents, ayant une odeur fétide spéciale, parfois la franche odeur stercorale; dans certains cas, présence de gaz dans la cavité abdominale.

Nous ne reviendrons pas sur ce que nous avons dit des microbes trouvés en pareil cas dans l'exsudat. La présence du *bacterium coli commune* est probablement constante; mais cette bactérie est-elle la vraie cause de l'inflammation péritonéale? Comme elle est associée à bien d'autres variétés, quelle est la part qui lui revient soit dans les accidents septiques, soit dans les phénomènes phlegmasiques? Il est bien probable que les lésions ne sont pas absolument identiques dans tous les cas, et que la qualité de l'exsudat diffère suivant l'espèce dont le développement l'emporte sur les autres Il est certain que l'abondante formation de pus liquide qui résulte de la présence du streptocoque puerpéral dans le péritoine des femmes en couche ne s'observe pas dans les péritonites par perforation appendiculaire; mais peut-être aussi n'est-ce qu'une question de durée, la péritonite par perforation tuant bien plus rapidement que la péritonite puerpérale.

Certaines péritonites plutôt septiques qu'inflammatoires

Quoi qu'il en soit, pour nous en tenir aux faits, certaines péritonites par perforation sont sûrement bien plutôt septiques qu'inflammatoires. Elles amènent bien plus promptement la mort, en trois, quatre jours, avec des symptômes de septicémie, d'adynamie, sans réaction fébrile bien marquée. L'exsudat dans ces cas est plutôt louche, trouble, séro-sanguinolent, à odeur désagréable, que franchement purulent. Peut-être ces péritonites septiques sont-elles plus spécialement en rapport avec la prédominance du *bacterium coli;* peut-être faut-il plutôt faire intervenir quelque autre des vibrions qui se rencontrent à la surface de la muqueuse intestinale?

13. — L'abcès pérityphlique.

La collection purulente consécutive à la perforation de l'appendice est, nous l'avons dit, le plus souvent *intra-péritonéale*. Mais, dans un certain nombre de cas, elle peut être *sous-péritonéale;* occupant le tissu cellulaire rétro-cæcal et iliaque; c'est ce que les anciens appelaient l'abcès de la fosse iliaque; il est aujourd'hui indiscutable que le siège extra-péritonéal de la pérityphlite suppurée, qu'ils croyaient le plus commun, est au contraire le plus rare.

Caractères du liquide purulent.

Le contenu de la poche purulente suffirait à lui seul à démontrer l'origine péritonéale du pus. Il est exceptionnel en effet que ce soit un pus épais, bien lié, semblable au pus des abcès phlegmoneux du tissu cellulaire. C'est le plus ordinairement un liquide abondant, fluide, louche ou verdâtre, rempli de grumeaux ou de débris des fausses membranes, une sérosité purulente plutôt que du vrai pus.

Ce liquide a une odeur fétide, tantôt fécale, tantôt comme gangréneuse; cette odeur est plus ou moins forte; elle peut être telle qu'elle empeste en un instant toute la pièce où se fait l'opération.

La présence de gaz dans la poche purulente est assez fréquente.

On trouve parfois dans ce pus des fragments de matières fécales durcies ou ramollies, de petites scybales arrondies provenant de l'appendice perforé.

Il n'est pas rare, non plus, dans les cas où l'ouverture de la poche est faite un peu tardivement, de retirer de la cavité purulente des débris de fausses membranes gangrenées, sous forme de lambeaux grisâtres ou verdâtres, du mucus, et parfois l'appendice lui-même complètement détaché du cæcum, noirâtre, infiltré de pus.

Volume et siège de l'abcès.

Les limites et les dimensions de la collection purulente sont très variables. Depuis la tumeur grosse comme le poing, limitée dans un point de la fosse iliaque, jusqu'à l'infiltration diffuse et gangréneuse de toute la région abdominale postérieure, on peut observer tous les degrés. Il faut tenir compte à cet égard de la durée de la maladie et distinguer entre les résultats fournis par l'autopsie proprement dite, faite après la mort, quand la marche de l'abcès a été abandonnée à elle-même, et les faits où le bistouri vient enrayer l'extension des lésions et où l'autopsie est pour ainsi dire chirurgicale.

Distinction importante.

Dans le premier cas, l'ouverture du cadavre montrera les altérations extrêmes décrites par Grisolle dans les tumeurs phlegmoneuses de la fosse iliaque. Dans le second cas, le volume et le siége de la collection purulente présenteront des différences notables.

Variations.

Ces différences de siège sont commandées par

du siège suivant la position de l'appendice.

la position variable qu'occupe l'appendice dans la cavité abdominale. Nous avons déjà insisté sur les diverses déviations du diverticule iléo-cæcal. Elles expliquent à la fois les localisations primitives de la péritonite suppurée, et la direction que tend à prendre l'abcès pour s'ouvrir, si le bistouri n'intervient pas, soit à l'intérieur, soit à l'extérieur.

L'appendice peut en effet occuper les positions suivantes :

Tantôt il se dirige directement en bas, librement, ou accolé à la paroi postérieure de la fosse iliaque ;

Tantôt, tout en gardant cette direction en bas, il dévie un peu en dedans, s'engage dans le petit bassin et vient se mettre en rapport avec la face antérieure du rectum ;

Tantôt il s'infléchit en dedans et en avant, remontant sur la face interne du cæcum ;

Tantôt il remonte en dehors du cæcum, entre cette portion du gros intestin et la paroi abdominale ;

Tantôt enfin, il est situé en arrière du cæcum, étroitement accolé parfois à la paroi intestinale, ou englobé dans le tissu cellulaire de la région rétro-cæcale.

Appendicite iliaque.

1° Dans le premier cas, la perforation de l'appendice donnera lieu à une collection purulente qui occupera la partie inférieure de la fosse iliaque ; le pus s'accumulera au-dessus de l'arcade de Fallope ; l'abcès sera intra-péritonéal, ou sous-péritonéal, ou à la fois intra et extra-péritonéal, suivant que l'appendice est libre, ou que, fixé par son mésentère contre le fascia iliaca, la perforation se fait entre les feuillets de ce mésentère, dans le tissu cellulaire communiquant avec le tissu sous-péritonéal. Dans ces conditions, la collection de pus tendra à s'ouvrir dans l'aine, et l'ouverture spontanée pourra laisser à ce niveau une fistule, qui peut persister des mois et des années. Reg. Fitz dit avoir vu un malade chez lequel la fistule existait encore après dix-neuf mois.

2° Quand l'appendice est engagé dans le petit bassin, la péritonite s'enkyste dans la partie interne de la fosse iliaque et le pus tend à s'accumuler dans le petit bassin, entre le rectum et la vessie, ou le vagin chez la femme. Par le toucher rectal et vaginal on peut constater à ce niveau la poche purulente. L'ouverture spontanée pourra se faire en pareil cas, le plus souvent dans le rectum, parfois dans le vagin ou dans la vessie. Appendicite pré-rectale.

3° La déviation en avant et en dedans de l'appendice explique les cas où le pus se collecte au-dessus et en dedans de la fosse iliaque, au voisinage de l'ombilic. On a vu l'ouverture de l'abcès se faire par l'ombilic même. Il est probable que les cas de péritonite enkystée suppurée, décrits chez l'enfant comme d'origine spontanée et se terminant par guérison après évacuation du pus par l'ombilic, ne sont autre chose que des cas d'appendicite appartenant à cette troisième variété. Appendicite sous-ombilicale.

4° Quand l'appendice remonte en dehors ou en arrière du cæcum, le pus se collecte autour du cæcum et tend à faire tumeur dans l'espace costo-iliaque ou dans la région lombaire, au-dessus Appendicite rétro-cæcale et lombaire.

de la crête iliaque. Qu'il soit d'abord intra ou extra-péritonéal, peu importe en pareil cas: l'abcès se comporte comme s'il était toujours cellulaire, l'isolement de la grande cavité péritonéale se faisant facilement dans cette région. Limité en avant par le gros intestin, en arrière et latéralement par la paroi latérale et postérieure de l'abdomen, l'abcès, en raison de l'épaisseur de la couche musculaire qu'il aurait à perforer, ne tend guère à s'ouvrir à l'extérieur. Ou bien il fuse en bas dans la fosse iliaque, ou bien il s'étend en haut et peut venir se mettre en rapport avec la face inférieure du foie, perforer même le diaphragme et déterminer une pleurésie purulente (Audouard, Roux, A. Fränkel); ou bien enfin il s'ouvre dans le cæcum ou dans le côlon. Un grand nombre de faits, rapportés comme des exemples de typhlite primitive ulcéreuse ayant déterminé une pérityphlite suppurée par perforation du cæcum, sont des cas d'inflammation de l'appendice ainsi dévié en arrière ou en dehors; la perforation des parois cæcales est la conséquence et non la cause de l'abcès pérityphlique; elle s'est faite de dehors en dedans, et non de dedans en dehors.

Tels sont les quatre principaux types de localisation des collections purulentes consécutives à la perforation de l'appendice. Au reste, la poche n'est pas toujours unique; la péritonite limite souvent deux ou trois espaces au milieu des anses intestinales réunies par les fausses membranes, et ces espaces forment autant de foyers distincts. Une première collection ouverte par le bistouri, il n'est pas rare, en introduisant le doigt dans la cavité et en explorant ses limites, de crever une autre poche d'où s'écoule de nouveau une abondante quantité de pus. Et il est arrivé que le chirurgien, se contentant de la première incision et croyant avoir vidé l'abcès, a laissé intact un de ces foyers secondaires, dont la persistance ou l'extension est la source de nouveaux accidents.

Localisations anormales.

Outre les quatre localisations principales, iliaque, pré-rectale, ombilicale et lombaire, la collection péri-appendiculaire peut encore gagner des régions où on ne songerait guère à rapporter à l'appendice l'origine de l'abcès. C'est ainsi qu'on a vu l'appendice s'enflammer et se perforer dans un sac herniaire (Shaw). Une autre variété non moins extraordinaire, mais non moins rare, est ce qu'on pourrait appeler l'*appendicite scrotale*. Thurmann en a rapporté un exemple dans lequel l'abcès péri-appendiculaire formait une tumeur dans le scrotum de la grosseur des deux poings[1]. Un autre cas a été observé par Monks chez un enfant de treize mois, dont l'appendice fixé dans le scrotum s'était enflammé en donnant lieu à un abcès intra-scrotal; l'appendice fut excisé après ouverture de l'abcès[2].

Appendicite herniaire, scrotale.

Lésions diffuses *post mortem*.

Quand l'abcès ne s'ouvre pas à l'intérieur ou à l'extérieur; quand le chirurgien n'intervient pas ou intervient trop tard; quand, en un mot, les malades succombent à l'épuisement et à la septi-

1. THURMANN. *Prov. med. and surg. journ.*, 1848, p. 477.
2. MONKS. *Bost. med. and surg. journ.*, juin 1890, p. 543.

cémie, on trouve à l'autopsie des lésions qui sont parfois extraordinairement diffuses.

Outre l'abcès, plus ou moins bien localisé, à parois noirâtres, irrégulières, formant le foyer principal, et contenant un pus stercoral, fétide, gangréneux, on constate habituellement, d'une part, une péritonite généralisée fibrino-purulente; de l'autre, une infiltration plus ou moins étendue du tissu cellulaire et des muscles de la région rétro-péritonéale. Le psoas iliaque et le carré des lombes ont leurs fibres noirâtres, ramollies, en partie détruites, disséquées par le pus putride. On a vu, au bout de trois semaines, le péritoine qui tapisse la fosse iliaque aussi bien que le fascia-iliaca perforés et détruits par la gangrène et tout le muscle psoas infiltré de pus et sphacélé.

Complications rares.

C'est dans ces conditions qu'on observe une série des complications, fort rares de nos jours, où l'on ne tarde pas en général à ouvrir l'abcès, mais dont il faut connaître la possibilité, ne fût-ce qu'à titre d'argument pour l'intervention précoce.

Thromboses et embolies.

A. La moins rare est la thrombose de la veine iliaque, avec œdème du membre inférieur correspondant. Cette thrombose peut être l'origine d'une embolie pulmonaire mortelle, comme Einhorn en rapporte un exemple et Roux (de Lausanne) un autre.

Hémorragies.

B. Une hémorragie mortelle peut résulter de l'ulcération d'une des artères de la région. Bryant a publié un cas de ce genre par rupture de l'artère circonflexe[1]. Powell a rapporté un fait où

1. BRYANT. *Brit. med. journ.*, 1884, II, 43.

l'appendice adhérait à l'artère iliaque interne et s'était ouvert dans cette artère[1].

Pyléphlébite

C. La *pyléphlébite* est encore une des conséquences possibles de l'abcès péri-appendiculaire[2]. Reg. Fitz en a relevé 11 cas sur ses 257 observations d'appendicite. Cette pyléphlébite peut donner lieu à des accidents qui changent complètement l'aspect de la maladie et au milieu desquels l'appendicite disparaît oubliée et méconnue. Des extrémités des veines mésaraïques thrombosées, des embolies suppurées se portent dans le foie où elles donnent lieu à des abcès plus ou moins considérables. On a vu, dans des cas de ce genre, un abcès hépatique volumineux, consécutif à une pyléphlébite d'origine appendiculaire, perforer le diaphragme, produire une péricardite et une pleurésie purulente, qui elle-même se terminait par vomique en s'ouvrant dans les bronches.

1. Powell. *New Orleans med and. surg. journ.*, 1855, XI, 468. — Barlow. *Lancet*, 1853.

2. Gendron. Étude sur la pyléphlébite suppurative. *Th. Paris*, 1883. Cet auteur rapporte 3 cas de pyléphlébite consécutive à une perforation appendiculaire. Leudet, dans son mémoire de 1859, avait signalé cette complication de la péri-typhlite.

III

LES CAUSES

L'anatomie pathologique montre que, dans l'immense majorité des cas, la cause vraie de l'appendicite, en tant qu'affection isolée et indépendante, est la présence d'un corps étranger dans la cavité du diverticule. Quand ce corps étranger vient du dehors, épingle, arête de poisson, noyaux de fruit, l'étiologie doit se borner à constater le fait ; l'appendicite est une simple lésion accidentelle, *traumatique*, qu'il n'est pas plus possible de prévoir qu'un autre traumatisme quelconque, et qu'il est bien inutile de chercher à interpréter par d'autres considérations pathogéniques. Quand le corps étranger est autochtone, quand il est représenté par une scybale, *appendicite stercorale*, on peut se proposer de rechercher les conditions qui mettent en jeu l'action de cette cause essentielle. Nous avons donc à étudier : 1° les causes qui favorisent la formation de la scybale ; 2° les causes qui déterminent sa pénétration dans l'appendice et provoquent les accidents.

14. — Causes prédisposantes.

Il n'est pas facile de préciser dans quelles circonstances et sous quelles influences se forment les scybales ; il nous faut donc étendre le sens de ce titre, causes prédisposantes, et comprendre sous cette dénomination non seulement les causes qui favorisent la formation des concrétions fécales, mais encore, d'une manière générale, les conditions dans lesquelles s'observe le plus souvent l'appendicite.

Rôle de l'atonie intestinale.

1° *Atonie du gros intestin.* — La cause la plus habituelle invoquée par les auteurs est la constipation. Cependant sur 209 cas, publiés sous le nom de typhlite et de pérityphlite, et dépouillés par Reg. Fitz, on ne trouve la constipation indiquée dans les antécédents du sujet que 58 fois ; et sur 257 cas d'appendicite perforante mortelle, on ne la voit notée que 15 fois. C'est peu pour justifier l'unanimité des auteurs à regarder la constipation comme cause prédisposante de l'affection.

Constipation spéciale en tout cas ; car la constipation est, on peut le dire, l'état habituel de la femme, et cependant l'appendicite est quatre fois plus fréquente chez l'homme que chez la femme ; d'autre part, la constipation est la règle chez le vieillard, et toutes les statistiques attestent que l'appendicite est une exception passé 40 ans.

D'un autre côté, le même relevé de Fitz montre

que sur les 466 cas, 26 fois les sujets étaient atteints de diarrhée et non de constipation.

Comment il faut interpréter la constipation ou la diarrhée.

Il ne faut donc pas dire, à notre avis, que la constipation ou la diarrhée favorise le développement de l'appendicite. Constipation et diarrhée sont de nature particulière; elles sont les effets possibles, mais non certains, d'un trouble fonctionnel du gros intestin qui se rattache à ces états mal définis qu'on nomme atonie intestinale, colite membraneuse, colite muqueuse. Ce mauvais fonctionnement du gros intestin, caractérisé à la fois par une sécrétion défectueuse de la muqueuse et par des contractions insuffisantes, paresseuses ou inégales de la couche musculaire, se traduit plutôt par des douleurs sourdes du ventre, par une tension anormale de l'abdomen, par des selles irrégulières, tantôt glaireuses, tantôt sèches, que par une constipation ou une diarrhée proprement dites.

Importance de la colite chronique.

Je crois que cette colite chronique est la cause la plus ordinaire des concrétions fécales. Les matières mal liées se déposent en petits amas dans les culs-de-sac et les hernies de la muqueuse, s'y dessèchent et s'y concrètent en boulettes par le mécanisme que nous avons indiqué plus haut.

On objectera que les observations ne mentionnent pas ces troubles intestinaux. Mais comment s'en étonner? Ces troubles sont trop peu accusés d'ordinaire pour être regardés comme une maladie, et le sujet ne songe guère à en parler au médecin, sauf quand ils aboutissent à une véritable et opiniâtre constipation ou à des crises de diarrhée gênantes.

On objectera encore que l'autopsie révèle d'ordinaire l'intégrité de la muqueuse du gros intestin. Mais il s'agit de lésions superficielles, catarrhales, qui ne sauraient laisser plus de traces appréciables à l'œil nu qu'une bronchite simple ou un coryza.

Ces formes atténuées de colite glaireuse ne sont pas rares chez les jeunes gens; elles s'observent surtout dans l'enfance, et sont bien connues des médecins des hôpitaux d'enfants. Dans un travail récent, Jules Simon n'a pas manqué de signaler ces troubles intestinaux préparatoires et d'indiquer leur rôle dans l'étiologie de l'appendicite du jeune âge[1].

Influence du régime.

2° *Régime alimentaire et maladies antérieures.* — C'est par l'intermédiaire de cette colite atonique que s'explique l'influence du régime ou des maladies antérieures sur le développement de l'appendicite. Pour le régime, on a dit que les gros mangeurs sont prédisposés à cette affection; de même une alimentation indigeste, ou trop épicée, trop azotée, crée la même susceptibilité. C'est ainsi qu'on explique la fréquence de l'appendicite chez les Anglais et les Américains. Mais ces vices de régime sont les causes les plus ordinaires de l'irritation chronique du gros intestin.

Maladies antérieures.

Quant aux maladies antérieures, fièvre typhoïde, fièvres éruptives (Leudet), dysenterie, qu'on regarde comme favorisant l'appendicite, leur rôle doit s'interpréter par les lésions qu'elles ont pu créer et laisser après elles sur la muqueuse du côlon, ces lésions entretenant la tendance à la distension ato-

1. Jules Simon. *Rev. des mal. de l'enfance*, octobre 1891.

nique de l'intestin, et à l'inflammation chronique de la muqueuse.

Lésions anciennes de l'intestin. Rigidité de la valvule de Bauhin.

Il en est de même à plus forte raison des altérations, reliquat localisé d'inflammations anciennes, brides, déformations, cicatrices de vieilles ulcérations, et en particulier de cette rigidité de la valvule iléo-cæcale déformée par des adhérences, que signale Bamberger comme une cause prédisposante importante[1], et dont l'observation célèbre d'un illustre homme d'État français fournit un remarquable exemple[2].

Toutes ces causes agissent de la même manière, en gênant le jeu régulier des contractions du gros intestin et en déterminant la formation de dépressions et de hernies tuniquaires où s'accumulent les débris de matière fécale, origine des scybales.

Rapports avec la tuberculose.

Il faut faire une place à part à la tuberculose parmi les causes de l'appendicite; mais il s'agit ici d'une appendicite spéciale, spécifique, absolument différente dans ses lésions comme dans son évolution de l'appendicite ordinaire, stercorale ou traumatique, que nous décrivons. L'appendicite tuberculeuse n'est en fait qu'un cas particulier de la tuberculose de l'intestin. On sait combien sont fréquentes les ulcérations bacillaires du gros intestin; le cæcum est un de leurs lieux d'élection. Ces ulcérations cæcales peuvent s'étendre à la muqueuse appendiculaire ou s'y produire isolé-

1. Bamberger. *Handb. der spec. Path. und Ther.* Erlangen, 1864.

2. Relation de la maladie de M. Gambetta. *Gaz. hebdom.*, 19 janvier 1883.

ment. Si l'ulcère creuse en profondeur, il déterminera une inflammation chronique au pourtour de l'organe ulcéré et parfois même une véritable péritonite tuberculeuse localisée et suppurée. L'affection mérite bien en général le nom de *typhlite* tuberculeuse, car le cæcum est le point de départ et le siège principal des altérations. Mais l'appendice peut être atteint d'une façon prédominante, et dans quelques cas, probablement très rares, les conséquences sont les mêmes que celles de l'appendicite aiguë perforante. Dufour a rapporté ainsi un exemple de perforation tuberculeuse de l'appendice qui fut suivie de péritonite généralisée rapidement mortelle[1]. Mais d'une manière générale la typhlo-appendicite tuberculeuse constitue une espèce clinique à part, distincte de l'appendicite ordinaire, et dont nous aurons seulement à nous occuper à l'occasion du diagnostic.

Appendicite actinomycosique.

On peut rapprocher de l'appendicite tuberculeuse, à titre de curiosité, car le cas est, je crois, unique, le fait suivant d'appendicite actinomycosique, communiqué par Ransom à la Société royale de médecine et de chirurgie de Londres[2].

Un homme de 50 ans, après neuf jours de douleurs abdominales vagues, est pris d'une douleur violente dans la fosse iliaque droite. La palpation

1. Dufour. Perforation tuberculeuse de l'appendice iléo-cæcal suivie de péritonite et de mort. *Bull. Soc. anat.*, tome XXVII, 1852. Voir aussi Bodart, *Th. Paris*, 1844; et Broca, Tubercules de l'appendice vermiculaire. *Bull. Soc. anat.*, 1852.

2. W.-H. Ransom. *Royal med. and surg. Society*, 10 nov. 1891.

profonde montre dans la région du cæcum une masse solide volumineuse, très sensible à la pression. Au bout de six semaines, il se produit une thrombose de la veine iliaque interne droite. Une ponction aspiratrice faite dans la région située en arrière du cæcum ne donne aucun résultat.

Quatre mois après le début de la maladie, une petite tumeur apparaît au-devant de l'épine iliaque antéro-supérieure, et deux jours après, cette tumeur s'ouvre et donne issue à un peu de pus fétide. On élargit l'ouverture par laquelle s'écoule une once de pus fécaloïde. Dix jours après, contre-ouverture dans la région lombaire, qui donne encore issue à du pus fétide et fécaloïde, à des gaz, à des masses membraneuses, à de petits amas de matières fécales.

Six mois après le début de l'affection, on pratique une large incision et on introduit dans le foyer un large drain. Il ne s'écoule que peu de pus pendant et après cette opération. Ce n'est que deux ou trois jours plus tard qu'on trouve enfin dans le liquide fécaloïde des sphères ou colonies d'actinomycètes. L'opération ne produisit d'ailleurs aucune amélioration. Le malade succomba le huitième mois de la maladie.

L'autopsie ne montra rien d'important à noter en dehors de l'abdomen. Il n'y avait pas de péritonite généralisée. L'appendice vermiforme apparaissait tortueux et englobé dans des adhérences. En arrière du cæcum existait un abcès à parois irrégulières avec de nombreux prolongements se continuant jusqu'aux incisions cutanées, s'étendant en dedans jusqu'à la colonne vertébrale, remontant jusqu'au voisinage du rein et descendant jusqu'au ligament de Poupart.

Près de l'appendice, le tronc iliaque et la veine iliaque externe étaient compris dans le tissu gangrené. La veine cave et la veine iliaque gauche avec ses affluents étaient obstruées par des caillots plus récents.

Le cæcum, ouvert, montrait sa membrane muqueuse intacte et normale, et ne communiquait pas avec la cavité de l'abcès. L'appendice était très déformé, contourné ; il était dilaté au voisinage de l'ouverture dans le cæcum ; sa surface interne était irrégulièrement érodée, avec deux ou trois perforations conduisant dans le foyer purulent. Quelques grains d'actinomycètes furent trouvés en lavant ces parties, mais on n'en découvrit aucun *in situ*, ni sur les coupes des parois indurées de l'abcès, ni dans les caillots veineux des iliaques. Par contre, le contenu purulent d'un abcès métastatique du foie aussi bien que les parois de cet abcès montraient des granulations mycoriques.

Convalescence des maladies.

3° *Convalescence des maladies aiguës.* — L'appendicite se produit parfois dans la convalescence des maladies aiguës ; on l'a signalée à la suite de la fièvre typhoïde ; nous l'avons vue chez une vieille femme dans la convalescence d'une pneumonie. Nous ne croyons pas à une influence directe de la maladie aiguë sur le développement de l'appendicite, mais à une simple action prédisposante. Un traumatisme, une fracture, une blessure, peuvent avoir les mêmes conséquences en condamnant le blessé à

Repos et immobilité prolongés.

un repos et à une immobilité prolongés, contraires à ses habitudes.

Dans ces conditions, l'atonie du gros intestin est la règle, et le dérangement des fonctions intestinales provoque des troubles digestifs ou oblige à l'emploi de purgatifs répétés, qui sont la véritable cause de l'appendicite. Peut-être aussi le relâchement des parois appendiculaires favorise-t-il, dans une certaine mesure, la pénétration des concrétions fécales.

Fréquence des récidives.

4° *Récidives.* — L'existence d'une crise antérieure d'appendicite est une des causes prédisposantes les plus nettes. On doit penser, ou bien que le corps étranger reste enclavé dans l'appendice, constituant par sa présence une épine inflammatoire toujours prête à provoquer de nouveaux accidents; ou bien que, la scybale déplacée, les lésions déterminées par une première poussée phlegmasique persistent à l'état subaigu, se réveillant de temps à autre sous l'action d'une des causes déterminantes que nous allons dire; ou bien, enfin, que le passage du corps étranger laisse le canal dilaté et élargi et que cet élargissement facilite dès lors l'entrée de nouvelles concrétions.

Fréquence dans la première moitié de la vie.

5° *Age.* — La fréquence de l'appendicite dans la première moitié de la vie est telle qu'elle autorise à faire de l'âge une des causes prédisposantes de l'affection. Toutes les statistiques concordent sur ce détail.

Seule, la statistique d'Einhorn aboutit à une conclusion diamétralement opposée; ce qui prouve, entre parenthèses, qu'on peut tout obtenir des statistiques. D'après Einhorn, la pérityphlite atteindrait plus particulièrement les personnes âgées, et la prédisposition à la maladie s'accentuerait à partir de 60 ans. Il faut ajouter que le relevé d'Einhorn est fait uniquement de cas mortels et d'autopsies[1].

La plus ancienne statistique, celle de Bamberger, donne, pour 75 cas, les chiffres suivants :

Au-dessous de 2 ans	2 cas.
De 15 à 20 ans	20 —
De 20 à 30 ans	32 —
De 30 à 40 ans	9 —
De 40 à 50 ans	5 —
Au delà de 50 ans.	5 —

Paulier, sur 49 observations, trouve 31 cas de 10 à 30 ans; Maurin, sur 69, compte 54 cas entre 10 et 25 ans.

La statistique la plus étendue est celle de Reg. Fitz. Sur 228 cas d'appendicite, l'auteur américain indique les proportions suivantes :

De 20 mois à 10 ans .	22 cas. .	10 p. 100
De 10 à 20 ans. . .	86 —. .	38 p. 100
De 20 à 30 ans. . .	65 —. .	28 p. 100
De 30 à 40 ans. . .	34 —. .	15 p. 100
De 40 à 50 ans. . .	8 —. .	3 p. 100
De 50 à 60 ans. . .	11 —. .	5 p. 100
De 60 à 70 ans. . .	1 —	
De 70 à 70 ans. . .	1 —	

On voit que le relevé de Fitz donne au-dessous

1. EINHORN. *Munchener med. Woch.*, 1891, p. 121 et 140.

de 30 ans à peu près la même proportion d'appendicites que celui de Bamberger, 76 pour 100, au lieu de 72 pour 100. Entre 30 et 40 ans, le chiffre tombe à 15 pour 100. Au delà de 40 ans, l'affection peut être considérée comme une rareté. Le maximum de fréquence paraît être de 10 à 20 ans, c'est-à-dire pendant l'adolescence.

Fréquence chez l'enfant.

Dans l'enfance proprement dite, l'opinion commune est que l'appendicite est rare. C'est peut-être vrai pour la première, mais non pour la seconde enfance. La statistique de Fitz indique une proportion de 10 pour 100. Matterstock, sur 72 cas d'appendicite infantile, donne les chiffres suivants : 2 au-dessous de 2 ans; 10 entre 2 et 5 ans: 25 entre 5 et 10 ans; 35 entre 10 et 15 ans.

Le cas le plus précoce d'appendicite est, d'après Fenger[1], celui d'un enfant de sept semaines, à l'autopsie duquel on trouva une péritonite diffuse et l'appendice dilaté et rempli de concrétions fécales dures, solides et adhérentes. Silbermann a vu un cas de péritonite consécutive à une pérityphlite chez un enfant à la dernière période de la lactation. Matterstock rapporte un exemple d'appendicite chez un enfant de 7 mois, et un autre chez un enfant de 20 mois. Monks en a publié un cas remarquable chez un petit garçon de 13 mois; l'appendice fixé dans le scrotum et enflammé donna lieu à un abcès intra-scrotal dont le pus fut retiré par aspiration ; l'appendice fut ensuite excisé deux semaines plus tard sans autre incident[2]. Enfin,

1. Fenger. *Cyclopædia of diseases of children.* New York.
2. Monks. A case of appendicitis in the scrotum; removal

Summers vient de rapporter un nouvel exemple d'appendicite avec péritonite partielle suppurée chez un enfant de 22 mois. L'incision fut faite suivant les règles ordinaires, le pus évacué, l'appendice excisé. La guérison se fit rapidement en quelques jours [1].

Pourquoi l'appendicite est-elle à ce point fréquente dans l'adolescence et chez l'adulte ? Il est difficile de rien dire de précis à cet égard. On pourrait supposer que les jeunes gens sont plus coutumiers d'excès, d'imprudences alimentaires, de fatigues violentes, de refroidissements, toutes conditions dont le rôle occasionnel, comme nous allons le voir, est fréquemment indiqué dans les observations. En tout cas, le fait est avéré et absolument en contradiction avec l'idée classique qui fait de la constipation le facteur prédisposant principal.

Prédominance dans le sexe masculin.

6° *Sexe.* — L'accord est le même sur la fréquence de l'appendicite dans le sexe masculin.

		Hommes.	Femmes.
		—	—
Bamberger . . .	sur 75 cas trouve	54	19
Volz.	sur 56 —	57	9
Marchal, de Calvi.	sur 36 — —	32	4
Paulier	sur 49 — —	36	13
Maurin.	sur 94 — —	78	16

En additionnant ces diverses statistiques, on

of the pus by aspiration, excision of the appendix during a remission; recovery. *Boston med. and surg. journal*, 5 juin 1890.

1. Summers. Removal of the vermiform appendix from a child twenty-two months old, for suppurative appendicitis: recovery. *Medical news*, 31 octobre 1891.

trouve la proportion de 79 pour 100 pour les hommes et de 21 pour 100 pour les femmes.

La grande statistique de Reg. Fitz fournit exactement la même proportion. Sur 247 cas d'appendicite, il y a 197 hommes, soit 80 pour 100, et 50 femmes, soit 20 pour 100. Le même auteur a réuni en même temps 209 cas publiés sous les titres de typhlite ou de pérityphlite; les chiffres sont à peu près les mêmes : 156 hommes, ou 74 pour 100, et 53 femmes, ou 26 pour 100.

Enfin, Pravaz, de Lyon, sur les 392 observations qu'il a réunies, trouve 295 hommes et 97 femmes; ce qui donne une proportion de 25 pour 100 de femmes et de 75 pour 100 d'hommes.

On peut donc hardiment conclure que l'appendicite est plus fréquente chez l'homme que chez la femme dans le rapport de 4 à 1. Quant à la cause même de cette prédilection pour le sexe masculin, nous ne pouvons que répéter ce que nous avons dit pour l'âge. Mais ici encore le fait même n'est pas en rapport avec le rôle attribué par la tradition à des habitudes de constipation.

Rôle douteux de quelques dispositions anatomiques.

7. *Conditions anatomiques locales.* — On a invoqué encore comme cause prédisposante la disposition même du cæcum et de son appendice. On a dit que le cæcum jouait un rôle spécial dans la digestion intestinale, que sa forme en cul-de-sac était un obstacle à la circulation des matières et favorisait leur stagnation; on a attribué encore une certaine importance à la longueur de l'appendice, à la présence ou à l'absence de la valvule de Gehrlach. Ce sont là de pures hypothèses. Les fonctions digestives

du cæcum n'existent pas; et il n'est nullement démontré que les matières s'y accumulent plus volontiers à l'état normal; car on le trouve presque toujours vide sur le cadavre. Quant aux dimensions de l'appendice, les autopsies ne prouvent en aucune façon que les appendices perforés aient une longueur exagérée. Il est possible que l'absence de la valvule de Gehrlach favorise la pénétration des scybales; mais comme elle favorise également leur sortie, il n'y a pas lieu de tenir grand compte de ce détail.

Longueur de l'appendice.

Peut-être faut-il attacher plus d'importance aux déviations du diverticule, aux positions anormales et aux flexions que peuvent lui imprimer des brides ou des adhérences partielles. Mais la direction de l'appendice est tellement variable à l'état normal, qu'il est bien difficile de dire quelle est la déviation qui favorise plus spécialement son inflammation.

Déviations

En résumé, comme conditions prédisposantes, les deux faits qui ressortent le plus nettement de l'étude des observations sont l'influence de l'âge et du sexe. Mais ces conditions agissent surtout comme favorisant l'action des causes occasionnelles de l'appendicite. Quant à la formation même des scybales, elle semble en rapport surtout avec des troubles fonctionnels du gros intestin, ces troubles résultant soit de lésions anciennes, soit d'un état d'irritation subaiguë de la muqueuse. Mais si, dans ces cas, il est possible de rattacher l'appendicite à une altération chronique de l'intestin, on ne saurait méconnaître que chez un grand nombre de sujets, elle

Très souvent l'appendicite est une simple lésion accidentelle.

apparait comme une simple lésion accidentelle, indépendante de toute autre maladie, impossible dès lors à prévoir et par conséquent à prévenir.

15. — Causes occasionnelles.

Nous entendons par causes occasionnelles toutes les causes qui déterminent la pénétration du corps étranger dans l'appendice. Ces causes agissent vraisemblablement toutes par le même mécanisme, en provoquant une contraction irrégulière, plus ou moins brusque, de la tunique musculaire du cæcum, contraction qui a pour effet de maintenir béant ou d'élargir l'orifice du diverticule, en même temps qu'elle y engage la concrétion fécale.

Aliments indigestes.

a. — Indigestion. — L'indigestion, ou du moins l'ingestion d'aliments indigestes, est si souvent signalée comme point de départ des accidents, qu'il est impossible de ne pas regarder cette circonstance comme une cause déterminante fréquente. Cela est si vrai que nombre de cas d'appendicite sont d'abord diagnostiqués, même dans les formes mortelles, comme de simples indigestions.

Je ne veux pas dire que les vomissements du début sont la conséquence d'une indigestion; je suis convaincu que presque toujours ils sont dus à une irritation réflexe abdominale partie de l'appendice. Mais le passage dans l'intestin d'aliments pris en excès, mal digérés ou mal tolérés, tels que choux, champignons, carottes, navets, gibier trop faisandé, etc., provoque des mouvements anormaux du canal digestif qui déterminent l'engagement du calcul stercoral dans l'appendice.

Purgatifs.

Les purgatifs agissent de même probablement, dans les cas où on leur attribue le début de l'affection.

Action du froid sur les contractions intestinales.

b. — ***Refroidissement.*** — Le refroidissement, cette cause banale de toutes les maladies, ne pouvait pas manquer d'être incriminé par les malades. Le rôle occasionnel d'un refroidissement ne nous paraît pas contestable. Il est d'observation vulgaire qu'un coup de froid subit ou un froid aux pieds détermine facilement des coliques et des douleurs abdominales chez certains sujets prédisposés. D'autre part, les expériences de Rossbach sur une femme, dont les parois abdominales présentaient une telle minceur qu'on pouvait facilement suivre à travers la peau les mouvements de l'intestin, prouvent qu'un léger degré de froid, comme la simple exposition de l'abdomen à l'air, produit un vif mouvement de péristaltisme au bout de quelques minutes, ou augmente la force des contractions si elles existent déjà[1]. Il est donc juste de ranger le refroidissement parmi les causes qui, en activant les contractions intestinales, favorisent le déplacement et la progression de la scybale dans l'appendice.

c. — ***Traumatisme.*** — Le traumatisme est une cause occasionnelle assez fréquemment signalée. La statistique de Fitz relève cette cause dans 10 pour

1. Rossbach. *Deutsch. Archiv. für Klin. med.* 1890, XLVI, p. 323.

100 des cas. Il faut entendre par traumatisme, non seulement un coup sur l'abdomen, une chute, mais encore tout effort violent, comme l'action de soulever un poids, de danser, de sauter, les exercices gymnastiques, une marche forcée. Il n'est pas rare de voir cette cause associée aux troubles digestifs. C'est ainsi qu'on voit, dans un certain nombre d'observations, le début de l'appendicite coïncider avec une fatigue ou un exercice violent venant troubler les premières heures de la digestion.

Exercices violents.

Ces diverses causes enregistrées, il faut ajouter qu'il est loin d'être toujours possible de les retrouver à l'interrogatoire des malades. Dans la moitié peut-être des cas, l'étiologie reste nulle. En particulier dans cette forme foudroyante, que nous appelons l'appendicite suraiguë perforante, l'appendicite éclate brusquement chez un sujet robuste et bien portant, sans que rien vienne expliquer l'explosion des accidents.

IV

LES SYMPTOMES

Le type clinique habituel de l'appendicite est aussi simple que celui de la pneumonie aiguë fibrineuse. Il est ainsi constitué : un adolescent ou un adulte encore jeune, jouissant d'une bonne santé ordinaire, ou souffrant depuis quelque temps de troubles digestifs vagues, est pris soudainement d'une douleur vive dans la fosse iliaque droite. Cette douleur s'accompagne d'une crise de coliques plus ou moins violentes, suivie ou non d'un ou de deux vomissements alimentaires ou bilieux. Puis les coliques se calment, mais la douleur fixe persiste, parfois exactement limitée en un point de la fosse iliaque, parfois plus diffuse. Les muscles de la région sont durs et tendus, empêchant toute exploration profonde ; la fièvre est en général peu intense.

Type clinique habituel.

Tout peut se borner là, et au bout de 7 à 8 jours la tension et la douleur iliaques diminuent progressivement. Mais dans d'autres cas, à la première crise douloureuse succède plus ou moins rapidement, parfois au bout de 24 à 48 heures, parfois

Type perforant grave.

plus tardivement, une nouvelle crise de douleurs abdominales généralisées, avec vomissements incessants de matières bilieuses ou porracées; le ventre devient dur, tendu et sensible dans toute son étendue, avec prédominance toutefois des signes morbides à droite; le facies se grippe, les extrémités se refroidissent et le malade succombe avec tous les symptômes d'une péritonite diffuse.

Type péritonitique moyen.

D'autres fois, la douleur d'abord généralisée à l'abdomen se concentre dans la fosse iliaque droite, et au bout de quelques jours on constate à ce niveau qu'un empâtement plus ou moins étendu a remplacé la rigidité première des muscles de la région. La fièvre peu marquée jusque-là s'élève et devient rémittente avec exacerbations vespérales; la constipation peut persister, mais les selles sont souvent diarrhéiques. Au bout d'une douzaine de jours, il ne peut plus faire de doute qu'il existe dans le côté droit du ventre une collection purulente.

La marche ultérieure de l'affection dépend alors du traitement employé et varie nécessairement suivant qu'on intervient ou non chirurgicalement.

Telles sont, à grands traits, les trois formes principales de l'appendicite aiguë, suivant que l'affection évolue rapidement, soit vers lar ésolution, soit vers la perforation avec péritonite généralisée ou péritonite localisée.

Nous appellerons la première *appendicite pariétale simple avec colique appendiculaire*; la deuxième, *appendicite suraiguë perforante*; la troisième, *appendicite aiguë avec péritonite partielle.*

Mais ces trois formes n'épuisent pas toutes les modalités de la maladie. Il existe encore des cas où, l'appendicite débutant d'une façon brusque et aiguë, les accidents prennent ensuite une allure insidieuse, lente, irrégulière, avec des poussées fébriles et des intervalles apyrétiques, des périodes de douleurs et des périodes de calme, des alternatives d'amélioration et d'aggravation qui peuvent se continuer pendant des semaines et des mois; d'autres cas, où le début ayant été vague et insidieux, les symptômes, après avoir présenté pendant quelque temps une évolution sourde et semi-latente, affectent tout à coup une marche plus aiguë. Dans ces cas, ou bien la perforation s'est encore faite dans le péritoine, mais tardivement et après que des adhérences nombreuses ont eu le temps de s'établir tout autour de l'appendice; ou bien l'appendice, englobé dans le tissu cellulaire rétro-cæcal et sans rapport immédiat avec la séreuse, s'est rompu dans le tissu conjonctif et la rupture a déterminé un phlegmon de la région ilio-lombaire. Nous réunirons ces formes sous le nom d'*appendicite perforante subaiguë*. Type subaigu

Enfin il existe une cinquième variété clinique qui, par son évolution spéciale et par le problème opératoire qu'elle soulève, mérite une description à part; c'est l'*appendicite à rechutes*. Cette variété doit être différenciée des récidives simples que présente souvent l'appendicite. Les rechutes revêtent habituellement l'aspect clinique de l'appendicite Type à rechutes.

simple avec colique appendiculaire ; le malade n'en est pas moins exposé parfois à voir l'affection prendre les caractères d'une des trois autres formes que nous avons brièvement esquissées.

16. — Appendicite suraiguë perforante.

Nous décrirons en premier lieu cette forme suraiguë parce qu'elle représente le type clinique le plus net, le mieux défini, le plus facilement reconnaissable.

La perforation peut se produire à tous les moments de l'évolution de l'appendicite, comme elle est une menace permanente à toutes les périodes de l'ulcère simple de l'estomac. Mais de même qu'il existe une forme spéciale d'ulcère rond gastrique, dit *ulcère perforant des jeunes femmes*, dont la perforation est pour ainsi dire le premier et le seul symptôme, de même il existe une forme d'appendicite qui par ses caractères, sa marche foudroyante, sa terminaison fatalement mortelle, mérite d'être spécialisée sous le nom d'*appendicite suraiguë perforante*.

C'est cette forme que nous avions proposé en 1882 de distinguer des autres variétés de typhlite sous le nom de typhlite aiguë perforante, en indiquant le mécanisme de la perforation par l'action directe des microbes et l'action indirecte de la scybale jouant le rôle de bouchon obturateur.

Conditions pathogéniques.

Bien que le mécanisme de la perforation soit pour nous le même dans les autres formes d'appendicites perforantes, ici les conséquences de l'obstruction du canal et de la compression exercée sur ses parois sont portées à leur maximum d'intensité.

Pour que cette forme s'observe, il faut donc :

1° Que l'étranglement déterminé à la base de l'appendice par le corps étranger introduit dans sa cavité soit aussi serré que possible ;

2° Que l'appendice soit libre dans la cavité péritonéale.

La première condition détermine la gangrène immédiate des parois appendiculaires qui se perforent rapidement en un ou plusieurs points ; la seconde a pour conséquence la diffusion instantanée de l'inflammation à toute l'étendue de la séreuse.

Aussi cette forme se voit-elle surtout chez les gens bien portants, jouissant d'une parfaite santé et n'ayant dans leurs antécédents aucun commémoratif de crise antérieure d'appendicite. On a dit que la perforation ne se produit pas d'ordinaire à la première attaque ; cela est vrai dans une certaine mesure pour les autres variétés d'appendicites perforantes ; mais cela est faux pour la forme suraiguë. L'appendicite à récidives peut, il est vrai, dans quelques cas donner lieu à une péritonite généralisée, mais les premières attaques ont été alors très espacées, peu marquées, réduites à une simple colique appendiculaire ; en général, elle ne détermine qu'une pérityphlite localisée.

Les symptômes et l'évolution de l'appendicite suraiguë perforante présentent une uniformité remarquable. Toutes les observations de ce genre sont identiques et semblent pour ainsi dire calquées les unes sur les autres.

Il y a deux périodes bien distinctes habituellement : la période préparatoire, qui précède la perforation, et que nous avons proposé d'appeler la période de colique appendiculaire; la phase péritonitique, qui suit la rupture de l'appendice.

Première période, appendiculaire.

1° *Période de coliques appendiculaires.* — Cette première période peut être très courte, et ne pas dépasser 24 heures; ordinairement elle se prolonge pendant 2 à 3 jours. A la suite d'une des causes occasionnelles indiquées plus haut, un repas indigeste ou trop copieux le plus souvent, le malade est pris tantôt d'une crise violente de douleurs abdominales, suivie rapidement d'un ou de plusieurs vomissements alimentaires ou bilieux, tantôt de coliques plus sourdes et plus tolérables. Ces douleurs ont parfois leur maximum d'intensité à droite et paraissent s'irradier de la fosse iliaque de ce côté; mais très souvent elles sont diffuses, péri-ombilicales, et ne diffèrent pas d'une colique ordinaire.

Quand elles sont très intenses, il y a d'emblée une constipation opiniâtre; quand elles sont sourdes, le malade peut avoir une ou deux selles spontanées, normales.

Qu'elles aient débuté brutalement ou sourdement, ces coliques persistent plus ou moins violentes pendant 2 à 3 jours; il peut même y avoir un temps d'accalmie de 12 à 24 heures, pendant lequel le malade peut se croire guéri.

La fièvre à ce moment n'existe pas, ou du moins est à peine marquée; il y a seulement de l'embarras gastrique avec langue sale, bouche mauvaise, inappétence.

Cette période correspond pour nous à l'engagement du calcul stercoral dans l'appendice et au travail de destruction microbienne des parois, qui en est la conséquence.

Deuxième période, péritonitique.

2° *Période péritonitique.* — Brusquement, le deuxième ou le troisième jour, la scène change : la douleur abdominale reparaît avec une intensité extrême et cette fois nettement prédominante dans la fosse iliaque droite; rapidement du reste elle se répand dans tout l'abdomen et devient intolérable.

Cette nouvelle crise douloureuse indique que la perforation est faite dans le péritoine, et dès lors les symptômes sont ceux de toute péritonite par perforation.

Douleur.

La douleur, bien que générale, est surtout accusée par le malade dans le côté droit du ventre; elle est continuelle avec des moments d'exacerbation ; le moindre mouvement, le moindre contact, l'exaspère aussitôt. La pression de la main l'exagère partout, mais surtout dans le flanc et la fosse iliaque droite; la différence est parfois assez marquée pour qu'on puisse douter de l'extension de la péritonite à gauche.

Rétraction du ventre.

L'abdomen n'est pas ballonné, comme on le répète volontiers; il est au contraire plat, parfois presque excavé, mais extraordinairement dur et tendu, surtout du côté droit; un certain degré de météorisme ne se produit que si la maladie se prolonge un peu. La contracture rigide des muscles abdominaux ne permet guère l'exploration ou une palpation sérieuse; la percussion elle-même est très douloureuse; elle montre d'ailleurs une sonorité à peu près normale, et ne fournit aucun renseignement utile, sauf dans certains cas où, vers la fin, peu de temps avant la mort, on constate un peu de submatité à droite, due à la prédominance de l'exsudat membraneux à ce niveau.

Vomissements.

Les vomissements, qui avaient cessé avec la première crise de colique, reparaissent au moment de la perforation, avec les caractères des vomissements péritonéaux. Ils sont d'abord incessants, répétés: le malade rejette tout ce qu'il prend, aliments, boissons, potions; ils ne tardent pas à devenir porracés et verdâtres, souvent fécaloïdes, sous forme d'une purée jaunâtre. La fréquence des vomissements se calme toutefois au bout de vingt-quatre à quarante-huit heures; ils deviennent plus rares, en devenant porracés ou fécaloïdes; en général, dans les derniers jours, il n'y en a plus qu'un ou deux par vingt-quatre heures, parfois même ils cessent complètement.

Phénomènes de paralysie intestinale.

Aux vomissements se joint une constipation opiniâtre, absolue; ni purgatifs, qui sont d'ailleurs rejetés presque aussitôt, ni lavements n'y peuvent rien; dans la phase péritonique, le malade ne rend plus par l'anus ni matières, ni gaz. Cette suppression absolue des fonctions intestinales, due à la paralysie réflexe du gros intestin, est parfois telle que, rapprochée des vomissements fécaloïdes, elle peut faire croire à un étranglement interne et maintes fois l'erreur a été commise ; à cet égard, la péritonite par perforation appendiculaire ne diffère pas des autres péritonites par perforation, que le siège de l'ulcération soit l'estomac, la vésicule biliaire, le duodénum, etc.

Oligurie avec albumine et indican.

La vessie et même le rein subissent les mêmes effets d'inhibition que le gros intestin. Il y a non seulement rétention d'urine, mais encore oligurie et parfois même anurie. Non seulement le cathétérisme devient nécessaire pour vider la vessie, mais encore la sonde n'en retire qu'une faible quantité d'urine. Cette urine rare est foncée, haute en couleur ; si on la traite par le procédé de Gubler, l'acide nitrique donne un disque d'albumine plus ou moins épais et au-dessous un disque bleuâtre ou violet d'indican. Il peut se faire qu'il n'y ait que peu ou pas d'albumine, mais en traitant l'urine par l'acide chlorhydrique et le chloroforme, on obtient toujours une abondante dissolution de l'indican dans le chloroforme.

Ces troubles de la sécrétion urinaire sont les conséquences ordinaires du shock péritonéal ; ils sont pour nous d'origine neuro-vasculaire. On peut supposer trois choses :

1° L'albuminurie est due à l'élimination de produits toxiques intestinaux, résorbés par le sang et venant irriter, en s'éliminant par le filtre rénal, l'épithélium glomérulaire. C'est l'hypothèse formulée par English pour expliquer l'albuminurie de l'étranglement herniaire.

2° Elle est due à l'élimination des microbes proliférant dans le péritoine et passant facilement du péritoine dans le sang pour s'éliminer ensuite par le rein.

3° Elle est due au ralentissement de la circulation glomérulaire, conséquence de l'abaissement général de la tension artérielle.

Les deux premières hypothèses ne sont pas démontrées; la vraisemblance de la troisième est attestée d'une part par l'oligurie qui accompagne toujours l'albuminurie, de l'autre par la faiblesse de la pulsation cardiaque et la petitesse du pouls, qui ne manquent jamais en pareil cas.

La fièvre.

La violence du shock abdominal nous explique encore les caractères de la courbe thermique. La température n'est jamais très élevée; elle dépasse rarement 39 degrés; elle se maintient d'ordinaire entre 38 et 39; parfois même, elle tombe au-dessous de la normale, et le refroidissement central coïncide avec le refroidissement périphérique. Il y a là une nouvelle cause d'erreur pour ceux qui comptent sur le thermomètre pour différencier l'étranglement interne de la péritonite par perforation.

Facies abdominal.

Le facies du malade est caractéristique ; c'est le facies abdominal ou hippocratique: le visage est excavé, grippé ; les yeux creusés et cerclés de noir; le nez pincé ; les extrémités sont violacées et froides ; la voix faible et cassée. Les battements du cœur sont précipités, mal frappés, réguliers, mais affaiblis; le pouls est petit, sans force, fréquent, et devient de plus en plus misérable. Le malade, couché sur le dos, les cuisses à demi fléchies, ne se remue qu'avec peine, le moindre mouvement déterminant de violentes douleurs dans le ventre et dans les reins; les gémissements sont continuels; la respiration est courte, dyspnéique. Souvent un hoquet incessant vient encore ajouter à ses tourments; la soif est ardente, la bouche sèche, la langue couverte d'un enduit sale, ou d'un rouge vif.

Mort rapide.

La mort arrive d'ordinaire le huitième ou neuvième jour. Sur 176 cas réunis par Fitz, la mort est survenue 98 fois dans la première semaine et 54 fois dans la deuxième. 24 fois seulement le malade a survécu plus de quinze jours[1].

Dans certains cas, la terminaison fatale est très rapide; elle peut se produire dès le deuxième, le troisième ou le quatrième jour, d'après le relevé de l'auteur américain. Mais il faudrait savoir si l'auteur compte à partir du début des accidents ou à partir de la perforation.

Ce qui est certain, c'est qu'avec les mêmes lésions apparentes, il y a des cas où la péritonite est

1. Voici les chiffres de la statistique de Fitz pour le premier septénaire :

Mort le deuxième jour	8	cas
— le troisième jour	20	—
— le quatrième jour	12	—
— le cinquième jour	20	—
— le sixième jour	16	—
— le septième jour	22	—

En outre, 54 sont morts dans la seconde semaine, 8 dans la troisième, 7 dans la quatrième, 4 dans la cinquième, 4 dans la septième, 1 dans la huitième; mais il s'agit sûrement dans ces cas de péritonites suppurées partielles.

pour ainsi dire foudroyante, et d'autres où l'évolution est plus lente. Il est probable que les premiers sont en rapport avec un épanchement surtout septique, les autres avec une péritonite surtout purulente. Les premiers tuent plutôt par intoxication, les seconds plutôt par épuisement. On peut penser que l'étude bactériologique de l'exsudat donnera un jour la clef de ces différences.

En attendant, nous croyons que les traits suivants permettent de distinguer cliniquement ces deux variétés de péritonite diffuse.

Péritonite septique foudroyante.

La péritonite septique est caractérisée par la violence et la rapide évolution des accidents. C'est elle que nous avons eue surtout en vue dans notre description. C'est à elle qu'appartiennent le collapsus abdominal, la prostration extrême, avec refroidissement général, l'abaissement de la température centrale, les vomissements rares, la rigidité générale des muscles du ventre déterminant plutôt la dureté avec aplatissement de l'abdomen que le météorisme avec ballonnement, l'oligurie extrême avec albuminurie et indican dans l'urine, enfin, la mort rapide en quelques jours. Les malades succombent deux, trois, quatre jours après la perforation. Ils ne dépassent pas la première semaine en comptant à dater des premiers accidents.

Péritonite fibrino-purulente.

Dans la péritonite plutôt purulente, l'évolution est moins foudroyante et moins continue. Il y a de temps à autre des poussées plus aiguës de douleurs, de fièvre, de vomissements. Le facies est abdominal, mais il est moins grippé, moins déprimé, moins prostré que dans la forme précédente. Le refroidissement général manque, la température centrale est plus élevée et peut par moments atteindre 40 degrés. Le ventre n'est pas dur et tendu, mais plus ou moins ballonné. Les vomissements sont plus fréquents et la constipation moins absolue. Les urines sont rares et chargées, mais peuvent ne contenir ni indican ni albumine. Enfin, la maladie se prolonge douze, quinze jours et plus, non moins fatalement mortelle, du reste, que la forme septique, si le chirurgien n'intervient pas.

17. — Appendicite pariétale simple avec colique appendiculaire.

L'appendicite suraiguë représente le type de l'affection à son maximum de gravité ; à l'autre extrémité de la série se place l'appendicite simple avec le minimum d'intensité. Les causes, le mécanisme, le mode de début, sont les mêmes; mais la perforation ne se produit pas : tout se borne à l'inflammation simple, *catarrhale* ou *pariétale*, de l'appendice, et en quelques jours les accidents s'atténuent et disparaissent. La phase péritonitique manque donc, les lésions restent limitées à l'appendice, bien que dans certains cas la violence des phénomènes sympathiques puisse aller jusqu'à simuler la péritonite et produire cet ensemble symptomatique que Gubler désignait sous le nom de *péritonisme*.

Cette appendicite simple correspond, pour nous, à l'affection que les auteurs classiques décrivent

Correspond à la typhlite

stercorale des auteurs.

sous le nom de typhlite stercorale et de typhlite simple.

Nous avons montré — voir paragraphe 6 — que tous les symptômes attribués à la typhlite s'expliquent facilement par l'irritation de l'appendice : le début soudain par l'engagement du calcul stercoral dans le conduit appendiculaire, les douleurs irradiées et paroxystiques sous forme de coliques, par l'excitation réflexe de l'intestin, partie de la muqueuse du canal au contact du corps étranger, les vomissements par la même excitation propagée jusqu'à l'estomac, la constipation et le météorisme par la parésie de la tunique musculaire de l'intestin, suivant le mécanisme commun à toute douleur violente de la région abdominale, que cette douleur ait son point de départ dans l'estomac, dans l'uretère ou dans les canaux biliaires.

La prétendue tumeur cæcale en boudin.

Quant à la tumeur, décrite comme une masse allongée, cylindrique, mate, moulant la forme du cæcum, elle n'existe pas dans l'immense majorité des cas. Dans les premiers jours de l'accès, ce qu'on constate c'est une contracture des muscles abdominaux du côté droit, contracture analogue à celle qu'on observe au niveau du foie ou de l'estomac, quand ces organes sont le siège d'une douleur vive. Cette rigidité musculaire empêche au début toute exploration profonde. Quand elle cède, la douleur calmée, il est possible que dans quelques cas on trouve une tuméfaction plus ou moins allongée, rappelant la forme du cæcum et due à la stase des matières fécales. Cette stase est alors simplement la conséquence de la parésie du gros intestin, au même titre que la constipation et le tympanisme; elle n'est pas la cause des accidents. Mais cette tumeur stercorale est une rareté, quand elle n'est pas une illusion, créée et entretenue par une idée préconçue, et, en tout cas, elle est toujours postérieure à l'explosion des accidents.

Il nous semble inutile de reprendre un par un les symptômes de l'appendicite simple. Il est préférable d'établir quelques variétés cliniques, suivant l'intensité de la crise et la rapidité de son évolution. Nous en admettrons trois principales : la colique appendiculaire; un type moyen ordinaire ; l'appendicite avec péritonisme ou pseudopéritonite.

La colique appendiculaire.

1° *Colique appendiculaire.* — C'est l'aspect le plus simple sous lequel puissent se présenter les accidents. Les symptômes peuvent être d'une violence extrême, mais ils sont toujours d'une courte durée. et tout rentre dans l'ordre au bout de 12. 24 à 36 heures, spontanément ou à la suite d'une injection sous-cutanée de morphine, ou de quelque autre moyen calmant. Cette variété se comporte absolument comme une colique hépatique ou néphrétique. Suivant son intensité, elle peut et doit être confondue souvent soit avec une de ces crises calculeuses, soit avec une indigestion ou de simples coliques intestinales.

En fait, c'est bien un accès de colique intestinale, accompagné de vomissements; elle s'en distingue par le point de départ de la colique, qui est l'appendice; et ce point de départ peut être déterminé cliniquement par l'existence d'un point fixe douloureux, d'une sensibilité extrême. Ce point répond à la base de l'appendice ; il siège exactement dans la fosse iliaque droite, sur une ligne tirée de l'ombilic à l'épine iliaque antérieure et supérieure, à quatre travers de doigt environ en dedans de cette épine. C'est ce qu'on appelle le *point de Mac Burney.*

Si la crise reste isolée et unique, on conservera toujours un doute sur le diagnostic. Mais la réalité de la colique appendiculaire est attestée par les faits suivants :

Preuves de son existence en dehors de tout symptôme inflammatoire.

1° On retrouve souvent de semblables crises dans les antécédents des sujets qui présentent à un moment donné des signes indiscutables d'appendicite aiguë, perforante ou non.

2° C'est un des épisodes habituels de l'appendicite dite à rechutes. M. Ch. Leroux en a publié une observation remarquable par la netteté, la violence et la fréquence des crises, dans la *Revue des maladies de l'enfance*[1].

3° Enfin, les opérations hâtives des chirurgiens américains, faites à la suite d'un de ces accès à répétition, ont montré que l'appendice ne présentait souvent aucune lésion capable d'expliquer les symptômes observés. Le Dr Bull a rapporté entre autres deux cas de ce genre : dans un cas, le malade était un médecin; l'appendice excisé paraissait normal ; il ne contenait pas de concrétion fécale, et il n'existait au pourtour aucune trace de péritonite

1. Ch. Leroux. *Revue des maladies de l'enfance*, janvier 1891.

ancienne ou récente ou d'adhérences. Dans l'autre, on trouva l'appendice simplement replié sur lui-même ; il ne renfermait ni liquide ni scybales, il était seulement un peu épaissi, mais, à coup sûr, ce léger épaississement des parois ne pouvait rendre compte des crises douloureuses [1].

Dans ces conditions, force est bien d'admettre une cause d'irritation assez transitoire pour ne laisser aucune trace sérieuse de son passage. Et quelle hypothèse plus vraisemblable que celle d'un calcul stercoral pénétrant brusquement dans le canal musculaire de l'appendice, en provoquant la contraction spasmodique et toutes les conséquences douloureuses qui résultent d'une pareille contraction, puis retombant dans le cæcum, et en se dégageant amenant la cessation de la crise ?

Ce qui caractérise cette première forme clinique, c'est sa terminaison brusque sans autre accident. L'accès douloureux calmé, tout est fini ; c'est à peine si le lendemain la pression au niveau du point de Mac Burney réveille encore une certaine sensibilité ; mais il n'y a ni raideur musculaire, ni empâtement profond, ni rien qui indique un travail inflammatoire quelconque. Tout se borne donc, comme dans la colique hépatique ou néphrétique, à une crise nerveuse, aux phénomènes douloureux et réflexes provoqués par l'excitation du conduit.

Type ordinaire avec appendicite simple.

2° *Type ordinaire moyen.* — Mais, comme nous l'avons dit, la concrétion fécale peut rester engagée dans l'appendice, gênant la circulation parié-

1. Bull. *New York med. Record.*, 20 avril 1890.

tale, suffisamment pour faciliter l'inflammation des parois, pas assez cependant pour en déterminer la gangrène, soit que le corps étranger soit moins volumineux, soit que les parois soient plus extensibles. Dans ces conditions, l'accès initial de colique est suivi d'une localisation des douleurs dans la fosse iliaque droite, avec élévation de la température plus ou moins marquée, en rapport avec l'inflammation pariétale de l'appendice.

Nous donnerons une idée de cette forme en reproduisant l'observation suivante, qui en résume exactement les symptômes :

Observation. Un homme de 35 ans, bien portant habituellement, est pris brusquement un jour, en déjeunant, d'une violente douleur abdominale qu'il compare à une colique. Cette douleur qui, dans les premiers moments, s'étendait à tout le ventre, ne tarde pas à se localiser dans la fosse iliaque droite. Le soir, il eut une selle et plusieurs vomissements bilieux.

Le lendemain, il se réveille avec de la fièvre, un malaise général, de l'anorexie ; il y eut encore trois à quatre vomissements ; douleur toujours très vive, constipation.

Ces symptômes persistent les jours suivants, sauf les vomissements qui n'ont point reparu.

Le sixième jour, on constate l'état suivant : le malade se plaint de douleurs violentes dans la fosse iliaque droite ; il localise exactement cette douleur à quatre travers de doigt en dehors de la ligne médiane, un peu au-dessous de l'épine iliaque antéro-supérieure. La pression exercée sur ce point avec un seul doigt provoque une vive souffrance.

Le ventre n'est pas ballonné; mais la paroi abdominale offre une grande résistance à la palpation au niveau de la région douloureuse. La température est de 38 degrés; la veille au soir, elle était de 38°,4. On prescrit 15 sangsues *loco dolenti* et de l'huile de ricin administrée par cuillerées à café de demi-heure en demi-heure.

A la suite du purgatif, le malade a sept ou huit selles verdâtres, très fétides, formées de matières solides et de mucus qu'il compare à du blanc d'œuf. La douleur iliaque est atténuée. La paroi est encore très résistante; on ne perçoit aucune tumeur à la palpation. Il n'y a plus de fièvre; T. M : 37 degrés.

Le huitième et le neuvième jour, l'état est le même : constipation qui réclame un nouveau purgatif huileux; selles abondantes. La région iliaque est toujours douloureuse. Pas de fièvre.

Le dixième jour, l'abdomen se laisse plus facilement déprimer et l'on constate à la palpation une petite tumeur allongée, du volume du pouce, douloureuse à la pression, siégeant un peu en dedans et au-dessous de l'épine iliaque droite.

Les jours suivants, le malade continue à se plaindre de la douleur iliaque, surtout quand il se lève. Il quitte l'hôpital le dix-neuvième jour, malgré notre opposition. La petite tumeur douloureuse à la pression persistait toujours dans la fosse iliaque.

Douleur fixe et douleur paroxystique.

On voit qu'il s'agit, en somme, d'une affection peu grave, évoluant assez rapidement en huit ou quinze jours, et dont les symptômes reproduisent exactement ceux qu'on attribue à la typhlite simple et stercorale. Il y a deux espèces de douleur : l'une *fixe*, iliaque, limitée et assez nettement circonscrite, correspondant à l'appendice enflammé, — point de Mac Burney — accusée par le malade et provoquée par la pression; l'autre, *paroxystique*, diffusée par tout l'abdomen, qui ne diffère pas de la douleur ordinaire des coliques intestinales et qui est d'ailleurs due à la même cause : les contractions réflexes du gros intestin.

La fièvre est peu prononcée; mais la constipation est habituelle.

A la douleur fixe correspond une rénitence, une rigidité des muscles abdominaux du côté droit, qui empêchent dans les premiers jours la palpation profonde.

Tumeur formée par l'appendice.

Quand cette contraction douloureuse cède, on constate alors, en déprimant la paroi de la fosse iliaque, une petite tumeur allongée, sensible, de la grosseur du doigt, qui n'est autre que l'appendice enflammé et distendu.

Dans les cas les plus simples, cette tuméfaction se résout et disparaît peu à peu; dans d'autres, à l'occasion d'un mouvement, d'un effort, d'un écart de régime, à la première poussée en succède une autre, qui cède aussi rapidement que la première, mais qui peut aussi prendre des allures plus aiguës, avec complications péritonéales. Parfois, dans une même attaque, trois, quatre poussées de ce genre se succèdent à courts intervalles, avec de violentes douleurs paroxystiques. On peut supposer que, dans ces cas, il y a simple déplacement de la scybale dans l'appendice. Quand une de ces poussées se pro-

Poussées successives.

longe, on doit craindre cependant l'extension de l'inflammation au péritoine avoisinant.

Les malades atteints une première fois d'appendicite restent d'ordinaire sujets à une constipation et à une atonie du gros intestin difficile à vaincre. Parfois la dilatation atonique prédomine dans le cæcum, qui forme alors une véritable tumeur gazeuse dans la fosse iliaque. Ils sont, en outre, exposés à des récidives à échéances plus ou moins espacées, et la crise initiale n'est souvent qu'un épisode de l'appendicite à rechutes.

3° *Appendicite avec péritonisme, ou pseudo-péritonite.* — Sans qu'il y ait autre chose, anatomiquement parlant, qu'une inflammation simple de l'appendice, les symptômes d'irritation nerveuse peuvent être, dans certains cas, assez intenses pour faire croire à une péritonite diffuse ou localisée.

Appendicite avec phénomènes nerveux simulant la péritonite.

On connait les pseudo-péritonites des femmes hystériques. Sous l'influence d'une vive excitation générale, d'un trouble menstruel, ou peut-être d'une lésion légère des trompes, on voit survenir brusquement tous les symptômes d'une péritonite intense, douleurs abdominales suraiguës, hyperesthésie extrême du ventre, vomissements porracés, facies grippé, refroidissement des extrémités, fréquence et petitesse du pouls, parfois même légère élévation thermique, sans qu'il existe cependant autre chose qu'une contraction douloureuse des muscles abdominaux. Les mêmes phénomènes peuvent s'observer chez l'homme hystérique; nous venons d'en voir un exemple remarquable à la suite d'un traumatisme abdominal.

Appendicite chez les hystériques.

On comprend donc que, chez des sujets nerveux, à plus forte raison chez des hystériques, mâles ou femelles, la vive douleur irradiée de l'appendice puisse provoquer des conséquences analogues, qui pourront simuler tantôt une inflammation générale de la séreuse, tantôt une péritonite partielle de la fosse iliaque droite, avec tumeur localisée.

Nous ne voyons guère d'autre explication que le péritonisme localisé à donner de l'observation rapportée par le docteur Shrady, de New-York. Il s'agit d'un médecin atteint d'appendicite à rechutes. Trois des crises furent suivies par le docteur Shrady; la quatrième eut lieu à Paris, où le malade fut vu par un chirurgien distingué qui porta le même diagnostic. Chacune de ces rechutes s'accompagnait de symptômes qui faisaient craindre la formation d'un abcès : matité, sensibilité à la pression, rigidité de la paroi, gonflement légèrement œdémateux au voisinage du cæcum. A chaque crise, on agita la question d'une intervention chirurgicale, aussi bien à Paris qu'à New-York. Le patient se déclarait prêt à en courir les risques; mais chaque fois les symptômes s'atténuèrent et disparurent graduellement. Ce médecin ayant succombé à une maladie intercurrente quelque temps après la quatrième attaque, le docteur Shrady pratiqua l'autopsie, comme il le lui avait promis, et constata que l'appendice était parfaitement sain; il n'était même pas épaissi; ni le tissu péricæcal, ni le péritoine ne présentaient la plus légère trace d'inflammation.

L'absence de lésions appendiculaires dans un certain nombre de cas d'appendicites à rechutes opérées n'est pas absolument rare; ces faits justifient, comme nous l'avons dit, notre théorie de la colique appendiculaire. Mais en présence des signes locaux constatés pendant la vie, comment interpréter l'absence de toute lésion péritonéale! On ne saurait admettre qu'à chaque crise il se soit produit une poussée de péritonite fibrineuse dont la résolution s'est faite complètement. Quatre poussées aiguës de péritonite auraient sûrement laissé quelques adhérences. Il faut donc penser qu'il s'agissait d'une pseudo-péritonite nerveuse ayant donné lieu à une sensation trompeuse de tumeur localisée.

18. — Appendicite aiguë avec péritonite localisée.

Deux variétés suivant que la péritonite est fibrineuse ou suppurée.

Cette forme englobe la plupart des cas décrits sous le nom de pérityphlite aiguë. Il faut immédiatement en distinguer deux variétés, suivant que l'appendicite est perforante ou non, et suivant que la péritonite reste fibrineuse ou suppure. Il n'est pas démontré qu'une appendicite non perforante ne puisse pas donner lieu à une péritonite purulente, ni qu'une péritonite fibrineuse ou du moins susceptible de résorption et de guérison ne puisse s'observer avec une appendicite perforante. Mais ces deux éventualités sont à coup sûr exceptionnelles, et comme pratiquement il n'y a aucun intérêt à multiplier à l'excès les formes cliniques, comme on ne saurait d'ailleurs baser une description sur des exceptions, nous nous contenterons d'admettre deux variétés : l'appendicite aiguë avec péritonite fibrineuse ; l'appendicite perforante avec péritonite purulente circonscrite.

Péritonite partielle se terminant par résolution.

A. *Appendicite aiguë avec péritonite partielle fibrineuse.* — Avec une intensité plus grande, cette variété reproduit les symptômes de l'appendicite simple ; elle donne lieu en outre à une tuméfaction douloureuse de la région droite du ventre, tuméfaction qui se résout progressivement, et qu'on n'observe pas quand l'appendice est seul lésé. Ici l'inflammation gagne rapidement une certaine étendue du péritoine avoisinant, par continuité de tissu. Cette péritonite est l'analogue de la pleurésie qui accompagne la pneumonie corticale, et, sans aller chercher aussi loin, l'analogue des péritonites locales pelviennes qui surviennent chez la femme au pourtour des annexes de l'utérus.

Elle reste fibrineuse, puisqu'elle se termine par résolution ; bien que certains auteurs paraissent croire que la pérityphlite suppurée peut guérir par résolution, nous sommes peu porté à admettre une semblable évolution. La péritonite suppurée enkystée guérit souvent comme nous le verrons, mais il faut que la collection purulente soit évacuée soit au dehors, spontanément ou par le bistouri, soit dans quelqu'un des organes voisins, rectum, cæcum, etc. Si la résolution se fait par les moyens médicaux, c'est qu'il n'y avait pas de pus.

Cette appendicite avec péritonite fibrineuse correspond donc pour nous aux cas décrits par les auteurs comme pérityphlite simple terminée par résolution. On plaçait autrefois le siège de la lésion dans le tissu cellulaire péri-cæcal, et l'on en faisait un phlegmon n'arrivant pas à la période de suppuration. Cela est possible dans quelques cas; mais ici encore comme pour la forme suivante, l'intervention précoce chirurgicale démontre, ce que les signes physiques permettent déjà d'affirmer, qu'il s'agit le plus souvent d'une inflammation péritonéale.

L'observation suivante, empruntée au travail si documenté de Roux, de Lausanne, en est une preuve parmi tant d'autres. Elle donnera en même temps une idée générale de la marche des accidents[1].

Un garçon de 15 ans, atteint de dyspepsie avec constipation habituelle, reste constipé du 31 mai au 3 juin, puis est pris d'une diarrhée abondante avec violentes douleurs dans tout l'abdomen. Dans la nuit du 4 au 5 juin, vers 3 heures du matin, vives douleurs dans la région iléo-cæcale. Plus de selles depuis le 4 au matin. Pas de vomissements. Malgré ses douleurs, l'enfant monte à pied à l'hôpital. Observation.

Le 6 juin, on constate l'état suivant : garçon bien bâti, un peu pâle. Langue à peine chargée. Abdomen normal, sauf une légère voussure à l'épigastre, de même qu'à la limite externe du grand droit de l'abdomen à droite, au-dessous de l'om-

1. Roux (de Lausanne). Du traitement chirurgical de la pérityphlite suppurée. *Revue médicale de la Suisse romande*, oct. 1891, p. 581.

bilic. Cette légère proéminence s'accentue du côté de l'épine iliaque droite, et long de la moitié externe du ligament de Poupart.

A la palpation, qui est douloureuse, on sent au-devant de l'épine, au point le plus sensible, une résistance ovoïde, adhérente à la moitié externe du ligament de Poupart, qui s'étend en dedans et en bas jusqu'aux vaisseaux iliaques, en dehors jusqu'à la ligne spinoso-ombilicale et, du côté de l'ombilic, au milieu de cette ligne. Cette tumeur présente en outre, dans la direction de l'ombilic, un prolongement comme un œuf de pigeon. Nulle part la matité n'est absolue; le côlon souple, indolore, est vide. Pas de douleur lombaire. Pas trace d'empâtement du cæcum. Il n'y a donc pas d'indication précise pour opérer, et l'on pose le diagnostic d'appendicite catarrhale et parenchymateuse sans abcès, sans perforation.

L'opération est faite cependant immédiatement. Narcose à l'éther. Incision oblique, qui ne révèle rien d'anormal dans les parois. Issue d'une quantité abondante de liquide séreux citrin. On arrive sur le côlon et le cæcum, et l'on trouve dans les parties profondes le liquide un peu plus foncé. On recherche le processus vermiforme, qui vient faire saillie, analogue à un pénis d'enfant en érection. Long de 8 centimètres, très turgescent, résistant à la pression, il ne paraît pas contenir de corps étranger. Son mésentère l'accompagne jusqu'à l'extrémité. Son point d'insertion et sa base sont recouverts de *membranes fibrineuses* qui font défaut ailleurs. Ligature du mésentère. Résection de l'appendice à un demi-centimètre de son insertion; sutures étagées au catgut. On brosse la région avec une éponge sublimée bien exprimée.

Guérison par première intention le 16 juin, lorsqu'on ôte le premier et unique pansement.

Évolution clinique.

On voit que le début est le même que dans les autres formes d'appendicite déjà décrites; la période appendiculaire, caractérisée par les coliques abdominales diffuses, existe ici comme dans la forme foudroyante ou dans l'appendicite simple, précédant la localisation des douleurs dans la région cæcale. Les vomissements péritonéaux accompagnent d'ordinaire cette localisation; mais l'exemple précédent prouve qu'ils peuvent manquer. Par contre, tandis que dans l'appendicite pariétale simple on ne constate guère par la palpation qu'une rigidité douloureuse des muscles de la région, dans l'appendicite avec péritonite, dès les 30 premières heures, une tuméfaction plus ou moins bien limitée est déjà appréciable dans la fosse iliaque droite. Dans le cas que nous venons de citer, cette tuméfaction était peu considérable; mais la péritonite était encore très limitée et la marche de la maladie a d'ailleurs été brusquement et heureusement interrompue par l'intervention chirurgicale.

Formation de la tumeur.

Mais qu'on suppose un chirurgien moins hardi et l'opération différée ou repoussée, la péritonite appendiculaire se serait bien probablement étendue comme elle le fait chez d'autres malades abandonnés à eux-mêmes. Elle aurait agglutiné les anses intestinales voisines, et formé ainsi, avec les fausses membranes fibrineuses et le liquide épanché entre les anses, une tumeur plus ou moins volumineuse, plus ou moins dure, résistante, sensible à la pression, mate en quelques points, sonore en d'autres, occupant toute la fosse iliaque, s'étendant plus ou moins en haut et en dedans, tantôt fixe, tantôt susceptible d'un certain déplacement en masse. Cette tumeur est en général constituée avec ces caractères du cinquième au huitième jour, et on la délimite plus facilement à ce moment, quand le relâchement musculaire permet une exploration méthodique.

En pareil cas, les symptômes péritonéaux sont naturellement beaucoup plus accusés. La douleur dans le côté droit est intense, empêchant le malade de se remuer, s'accentuant au moindre contact; les vomissements sont fréquents, les nausées presque continuelles; l'embarras gastrique, avec langue saburrale ou sèche, est parfois très marqué. La fièvre est très irrégulière; elle peut être très élevée au début, dépasser 39 degrés; mais elle ne tarde pas à baisser entre 38 et 39 degrés.

Résorption et résolution.

Au bout de six, huit, dix jours, la poussée aiguë péritonéale se calme; les symptômes s'amendent; la tumeur diminue progressivement, en même temps que les fonctions intestinales se rétablissent. En moyenne quinze à vingt jours suffisent pour que la résorption de l'exsudat péritonéal se fasse; après quoi, on ne trouve plus dans la fosse iliaque qu'une petite masse, allongée, ovoïde, roulant sous le doigt, qui n'est autre que l'appendice entouré encore de produits plastiques, et non, comme on le disait autrefois, un reste de l'induration phlegmoneuse du tissu cellulaire sous-péritonéal. La résorption de l'épanchement fibrino-séreux peut être cependant beaucoup plus lente, et parfois on perçoit encore au bout de cinq et six semaines une tumeur dure, sensible, grosse comme le poing, qui ne disparaît que graduellement, à moins qu'une rechute ne se produise.

Appendicite chirurgicale.

B *Appendicite aiguë avec péritonite purulente circonscrite.* — Les diverses formes d'appendicite que nous venons d'indiquer pourraient être décrites sous le nom d'*appendicites médicales*, l'intervention du bistouri n'étant point réclamée par le médecin dans les cas de ce genre. L'appendicite avec pérityphlite suppurée représente au contraire la véritable *appendicite chirurgicale*, celle que les chirurgiens sont surtout appelés à constater et à traiter.

Début.

Les premières phases sont identiques à celles de la variété précédente : période préparatoire de colique appendiculaire, suivie au bout de 24 à 48 heures des signes d'une péritonite localisée, douleur iliaque intense, vomissements, tuméfaction extensive, gagnant progressivement ou par poussées successives toute la moitié droite du ventre.

Dans certains cas même, les symptômes de début ne diffèrent pas de ceux de l'appendicite perforante suraiguë, c'est-à-dire que les phénomènes de péritonite sont d'abord généralisés, avec rétraction du ventre, sensibilité générale de l'abdomen, collapsus et refroidissement des extrémités. Puis peu à peu on voit ces phénomènes s'amender, se localiser vers la partie droite du ventre, en même temps que la tuméfaction douloureuse apparaît nettement dans cette région.

Péritonite progressive et péritonite régressive.

Il semblerait donc qu'on pût admettre deux variétés de début : l'une où la péritonite, plus ou moins limitée d'abord, tend à gagner de proche en proche, péritonite *progressive*; l'autre où la péritonite, d'emblée généralisée, paraît au contraire rétrocéder et tendre à se localiser, péritonite *régressive*. Mais il est bien difficile de dire si dans ce second cas, il y a réellement inflammation générale de la séreuse, ou s'il ne s'agit pas plutôt simplement de phénomènes sympathiques d'irritation nerveuse, propagés d'abord à tout le péritoine, puis disparaissant au bout de quelques jours, pour ne laisser place qu'aux signes dus réellement à l'inflammation locale.

Pendant cette phase, la constipation est la règle, allant parfois, quand le météorisme est très marqué, jusqu'à simuler une obstruction. Dans d'autres cas, il y a alternative de selles liquides et de rétention fécale. Plus tard, quand la collection purulente s'est bien limitée, on peut observer une diarrhée continue; mais, le plus souvent, des lavements sont nécessaires pour vider l'intestin inerte.

Courbe thermique.

La fièvre est de même très variable. A en juger par les observations contemporaines, peu explicites à cet égard, car elles sont en général publiées par des chirurgiens qui ne donnent guère de détails que sur l'exploration du ventre et l'opération, la fièvre est peu élevée, ne dépassant pas 39 degrés;

dans un petit nombre de faits, elle est souvent normale ou presque normale au moment où l'incision est faite, vers le septième, huitième jour.

Dans un cas que nous venons d'observer, la fièvre a suivi la marche suivante. Pendant les trois premiers jours qui ont suivi la perforation, la température a oscillé entre 39 degrés le matin et 40 et 40°,6 le soir. Elle est tombée à partir du quatrième jour à 38°,6, 38°,8, pour osciller le sixième, le septième, huitième et neuvième jour, entre 38 et 38°,5. Le dixième jour, elle est remontée à 39°,2 le matin, 40 degrés, le soir, pour se maintenir encore le lendemain entre ces deux chiffres. C'est alors que l'opération a été pratiquée par M. Richelot, donnant issue à une grande quantité de pus louche, séreux et fétide. Il semble donc qu'il y ait, après la poussée inflammatoire fébrile initiale, une période de rémission presque apyrétique, suivie vers le dixième ou le onzième jour d'une nouvelle élévation thermique. Mais il faudrait de nouvelles observations poussées plus loin pour décider, d'abord si cette marche de la fièvre est habituelle, en deuxième lieu si cette ascension thermique est due à une nouvelle poussée péritonéale, ou bien à la résorption de produits septiques, ou bien enfin à la transformation purulente de l'exsudat.

Période de rémission fébrile.

Mais dès maintenant il est toutefois impossible d'admettre en règle générale cette dernière hypothèse; si elle peut être vraie dans les cas d'appendicite aiguë non perforante, il est certain, les interventions précoces ne permettent pas le doute, que 48 heures après la perforation appendiculaire on trouve déjà, en petite quantité, il est vrai (d'ordinaire quelques cuillerées), du pus fétide dans le péritoine au voisinage du diverticule[1].

Quoi qu'il en soit de la marche de la fièvre, qu'il serait cependant intéressant de pouvoir préciser, c'est sur les caractères de la tuméfaction iliaque qu'il convient d'insister.

A quel moment la tumeur est-elle appréciable?

a. — Caractères de la collection purulente. — A quel moment d'abord apparaît-elle, ou du moins est-elle perceptible par la palpation? Ce moment est assez variable; le météorisme d'une part, la tension musculaire et la douleur de l'autre, gênent souvent l'exploration. On peut admettre que la tumeur devient appréciable entre le deuxième et le septième jour. Sur 24 cas réunis par R. Fitz, où ce détail est noté, on relève les dates suivantes :

Le deuxième jour	3 fois.
Le troisième jour	4 —
Le quatrième jour.	2 —
Le cinquième jour.	4 —
Le sixième jour	5 —
Le septième jour	4 —

En outre, dans un cas la tumeur a pu être sentie dès le premier jour, et dans un autre seulement le huitième.

1. Dans un cas publié par Puckham (*Boston med. journ.*, 1882, p. 159), le malade ayant succombé le cinquième jour, on trouvait déjà dans la fosse iliaque une péritonite enkystée contenant près d'un litre et demi (trois pintes) de pus fluide et fétide.

Il ne faut pas s'attendre à trouver une tumeur limitée ; dans quelques cas cependant, dans les deux ou trois premiers jours, on peut percevoir une petite masse ovalaire, allongée, dans la fosse iliaque droite (plusieurs observations de Roux, de Lausanne). Dans un cas, il est dit que la malade elle-même avait senti le second jour « une petite boule » dans sa fosse droite.

Le volume de la tumeur n'est pas en rapport avec celui de l'abcès.

Mais ceci est extrêmement rare, et de règle la tumeur est formée non seulement par la poche où s'accumule le pus, mais encore par les anses intestinales voisines, agglutinées par la péritonite plastique développée au pourtour. C'est l'extension de cette péritonite de voisinage qui fait le volume de la tumeur, et non la grosseur même de la collection purulente. La tuméfaction peut en effet occuper toute la moitié droite du ventre, remonter jusqu'au-dessus de l'ombilic, et cependant l'abcès proprement dit ne dépassera pas la grosseur du poing. Quand l'épiploon est enflammé et épaissi, les dimensions de la tumeur paraissent encore plus considérables.

C'est donc plutôt un empâtement diffus, plus ou moins étendu, qu'une véritable tumeur que révèle la palpation. On pourrait cependant, d'après Roux, de Lausanne, quand le ventre n'est pas trop douloureux ou résistant, sentir une tumeur, assez bien limitée, d'apparence ovoïde, parallèle au ligament de Poupart et remontant plus ou moins haut au-dessus de la crête iliaque; ceci s'observerait surtout quand l'appendice descend directement en bas au-dessous du cæcum.

La percussion de cette tuméfaction donne une submatité, parfois même une matité complète, dans certains points ; mais à côté on trouve un son tympanique, qui peut même remplacer toute matité. Les anses intestinales, distendues et agglomérées, suffisent à expliquer ce tympanisme, qui pourrait être dû dans certains cas à la présence de gaz dans la collection purulente.

Toucher rectal.

Le toucher rectal doit être pratiqué avec soin dans tous les cas d'appendicite. Chez la femme, on doit l'associer au toucher vaginal. Dans les premiers jours, cet examen ne fournira sans doute pas grands renseignements, bien que d'après Fréd. Treves, on puisse arriver ainsi à sentir l'appendice dilaté. Mais quand le pus s'amasse, surtout s'il tend à fuser vers le petit bassin, on pourra percevoir une tuméfaction plus ou moins dure ou fluctuante.

Symptômes accessoires.

Les rapports de l'appendice expliquent certains symptômes accessoires qui peuvent s'observer au cours de cette péritonite de voisinage; tels sont par exemple : les irradiations douloureuses vers la cuisse ou vers le testicule, la gêne des mouvements du membre inférieur droit, le ténesme ou les envies fréquentes d'uriner.

b. — Modes de terminaison. — En dehors de l'intervention chirurgicale, comment se termine cette péritonite suppurée ? Peut-elle se résoudre et guérir par résorption ? Bien que certains l'admettent, et que Renvers prétende avoir vu guérir complètement par les moyens médicaux plusieurs malades, chez lesquels une ponction exploratrice

Le pus peut-il se résorber ?

avait révélé la présence du pus,[1] nous doutons fort que le pus putride et fécaloïde qui résulte de la perforation de l'appendice puisse jamais se résorber complètement. Il est possible, si la collection purulente est très petite, que ce pus s'enkyste et reste inoffensif pendant un certain temps. Mais une récidive est pour ainsi dire fatale en pareil cas, et ces petits foyers juxta-appendiculaires, en agissant comme une épine inflammatoire, sont, comme nous le verrons tout à l'heure, la cause anatomique d'une des variétés de l'appendicite à rechutes.

Modes de terminaison de l'abcès.

Si le cas est abandonné à lui-même ou aux moyens purement médicaux, les modes de terminaison peuvent être :

1° Une péritonite diffuse, mortelle rapidement soit par simple extension de l'inflammation locale, soit au bout de quelque temps, à l'occasion d'un effort, d'un malaxation trop énergique, par fissuration ou rupture de la barrière plastique formée autour du foyer purulent.

2° Une des complications extraordinaires que nous avons citées plus haut : ulcération d'un vaisseau, grosse veine ou grosse artère de la région, avec hémorragie, ou pyléphlébite donnant lieu à des abcès du foie; extension purulente vers le diaphragme, avec perforation et pleurésie purulente ou pneumonie.

3° L'ouverture de la collection purulente, soit à l'extérieur, soit dans une des cavités qui l'avoisinent, cæcum, rectum, vessie, vagin.

1. Société de médecine interne de Berlin, séance du 23 janvier 1891.

Au point de vue de la fréquence relative de ces diverses terminaisons. Bull a réuni une statistique de 67 cas, qui se décomposent ainsi[1] :

Ouverture à l'extérieur	. . . .	28 cas.
—	dans le cæcum	15 —
—	dans le rectum	2 —
—	dans la vessie	2 —
—	dans l'artère iliaque interne	2 —
—	dans la cavité thoracique .	2 —
Mort par pyohémie	. . . .	8 —

Dans cette statistique, la fréquence de l'ouverture à l'extérieur est évidemment anormale. Dans une autre statistique due à Paulier, sur 46 cas, cette terminaison n'est signalée que 4 fois ; il y a par contre 15 fois ouverture de l'abcès dans le cæcum[2].

Mais l'abcès ouvert à l'extérieur ou à l'intérieur, tout n'est pas terminé; extérieurement, il persiste d'ordinaire une fistule très longue à cicatriser; intérieurement, après évacuation plus ou moins prolongée du pus, par la vessie, le vagin ou l'intestin, la guérison est ordinaire; mais la mort par infection putride et épuisement est aussi possible.

19. — Appendicite subaiguë.

Appendicites à marche insidieuse.

L'appendicite perforante est d'ordinaire une affection à marche aiguë, rapide et franche, avec un début brusque et net, une évolution continue, aboutissant en dix ou quinze jours au plus, soit à

1. Bull. Acad. de méd. de New-York, 3 janv. 1875.
2. Paulier. *Th. Paris*, 1875.

la mort, soit à la formation d'une collection purulente, bien limitée et bien appréciable. Mais il n'en est pas toujours ainsi, et la maladie peut affecter tantôt dès le début, tantôt plus tardivement, des allures lentes, insidieuses et trompeuses. Ce sont ces cas que nous réunissons sous le nom d'appendicite *subaiguë*.

Anatomiquement on peut les expliquer de deux façons : ou bien la perforation s'est faite dans le tissu cellulaire rétro-cæcal, l'appendice étant englobé dans ce tissu cellulaire, et non plus libre dans le péritoine, et le pus s'infiltre progressivement, sans se collecter immédiatement en abcès limité, dans le tissu sous-péritonéal ou dans l'épaisseur des muscles de la région ; ou bien, l'appendice, antérieurement à la crise actuelle, ou pendant les premiers jours de cette crise, se trouve isolé par des adhérences suffisantes de la grande cavité péritonéale, et la perforation se fait au milieu de ces adhérences, dans une sorte de loge bien limitée, où le pus s'amasse sans réaction inflammatoire très-marquée. Conditions pathogéniques.

Au point de vue clinique, tantôt ce sont les symptômes généraux ou subjectifs qui font défaut ou sont mal définis, les lésions locales évoluant assez rapidement, et avec les caractères ordinaires de l'appendicite; tantôt, au contraire, les symptômes généraux existent, mais ce sont les signes locaux qui restent obscurs, difficiles à percevoir, de manière qu'on puisse avoir parfois l'impression d'une affection grave, d'une suppuration profonde, sans réussir à la localiser.

Variétés cliniques.

Nous admettrons donc trois variétés d'appendicite subaiguë :

1° Cas où l'affection a un début brusque, mais où les symptômes sont d'emblée insidieux, peu marqués ou latents, la péritonite locale aboutissant cependant assez rapidement à des accidents graves;

2° Cas où l'appendicite a encore un début aigu et violent, mais qui se calme aussitôt pour faire place à des phénomènes locaux et généraux mal définis et difficiles à interpréter;

3° Cas où tout est insidieux et obscur, le début, les signes locaux et les symptômes généraux.

A. — *Première variété.* — Les cas de ce genre ne sont subaigus que subjectivement si l'on peut ainsi dire; mais la marche est aussi rapide et continue que dans l'appendicite aiguë. Rien ne donne l'alarme au malade, ou au médecin, ni la douleur violente, ni la fièvre intense. Et cependant en quelques jours une collection purulente est formée, qui peut tuer le malade avant que le diagnostic ait été précisé.

Appendicite latente.

Fitz rapporte l'histoire d'un marin qui, dans une traversée de Portland à New-York, sentit une douleur dans la fosse iliaque droite. Il prit un purgatif, et quoique souffrant continua encore à faire son service pendant toute la semaine suivante. Il revint alors à Boston pour se faire soigner, treize jours après le début de la douleur. Mais il mourut le lendemain; à l'autopsie on trouva l'appendice gangrené et un abcès de la fosse iliaque.

Un homme de 42 ans, observé par Roux, de

Lausanne, est pris, sans cause connue, de douleurs, localisées d'emblée dans la fosse iliaque droite. Mais ces douleurs sont si peu vives qu'elles ne l'empêchent pas de continuer son travail de menuisier pendant une semaine; il n'y a ni troubles digestifs, ni constipation. Cependant ces douleurs, qui n'étaient d'abord qu'un malaise, une simple gène, deviennent plus vives vers le huitième jour et l'obligent à prendre le lit. La langue est sale, et il survient quelques vomissements bilieux et aqueux. Mais le lendemain le malade se sent et paraît mieux. Le pouls est à 92. Le ventre n'est pas ballonné, pas douloureux spontanément, peu à la pression, sauf dans la région iléo-cæcale, mais la pression détermine aussi de la douleur dans la fosse iliaque gauche. On ne sent aucune tumeur bien nette; nulle part il n'y a de ballonnement local.

Roux n'hésite pas cependant à diagnostiquer une appendicite avec perforation et à inciser. Il s'écoule un pus séreux, très clair, grisâtre, libre entre les anses intestinales non accolées. Le doigt introduit dans la plaie découvre profondément, au-dessous du cæcum, l'appendice engagé dans un espèce de trou formé par quelques adhérences et d'où on l'amène en loques verdâtres, perforé, gangrené sur une longue étendue avec un gros calcul stercoral.

Les suites de l'opération parurent bonnes; le thermomètre ne dépassa pas 38°, mais le cinquième jour, le malade mourait subitement d'une embolie pulmonaire, partie probablement de quelqu'une des veines profondes du bassin, enflammées et thrombosées, — ce qui semble indiquer que l'inflammation purulente avait dû progresser sourdement plus loin et plus profondément que l'incision chirurgicale et plus tard l'autopsie, d'ailleurs très incomplète, ne l'ont montré.

Forme subaiguë ordinaire.

B. — *Deuxième variété.* — Dans cette catégorie de faits, l'affection débute aussi brusquement que dans la forme aiguë, soit par une crise de colique appendiculaire, soit après quelques coliques vagues, par une douleur vive dans la fosse iliaque droite. Ce début brusque, accusé par le malade, devrait être un avertissement pour le médecin. C'est le signal d'alarme. Mais, les jours suivants, la douleur s'atténue ou disparaît ; aucun symptôme abdominal bien net, météorisme, rénitence, rétraction musculaire, douleur à la pression, n'apparaît; la température reste normale. Et ce n'est qu'au bout de huit, dix, quinze jours, que la fièvre se montre, irrégulière, intermittente, accompagnée ou non de quelques souffrances vagues dans le flanc droit.

Si l'appendicite se développe ainsi chez un individu d'un certain âge, souffrant habituellement du ventre, ou bien convalescent de quelque maladie aiguë, on comprend facilement l'hésitation du médecin à affirmer un abcès dû à une perforation intestinale. La palpation ne révélant qu'un empâtement plus ou moins marqué dans la région du cæcum, on croira plus volontiers à un simple engorgement fécal ; on mettra la fièvre sur le compte de quelque trouble digestif, de quelque embarras gastrique comme il peut s'en présenter chez un convalescent. Bref, on tergiversera, on restera à côté de la vérité, jusqu'à ce que la gravité de la situation vienne enfin forcer en quelque sorte le diagnostic.

Observation de Gambetta

C'est ainsi que les choses se sont passées dans le cas célèbre de Gambetta, et nous ne saurions mieux faire, pour bien mettre en évidence la marche insidieuse de cette variété d'appendicite, que de résumer en quelques mots les détails de son observation prise jour par jour par le professeur Lannelongue[1].

L'illustre orateur, on le sait, était convalescent d'une blessure sans grande gravité qu'il s'était faite à la main en déchargeant un revolver, le 27 novembre 1882.

La plaie était à peu près cicatrisée ; le malade mangeait avec appétit, quand, le 8 décembre, il se plaint de douleurs vagues dans le ventre. Le 9, mêmes troubles gastriques et un peu de dégoût pour les aliments. Le soir, en faisant des efforts pour aller à la garde-robe, il ressent une vive douleur dans le flanc droit, qui persiste une partie de la nuit. Le lendemain 10, il s'en plaint encore, mais elle est beaucoup moins accentuée. État saburral très prononcé ; inappétence complète. L'examen du ventre ne révèle rien d'anormal ; pas d'empâtement ; une pression forte dans le flanc droit ou la région lombaire est à peine douloureuse. La température, prise régulièrement matin et soir, tous les jours, est normale, entre 36 et 37 degrés.

1. *Gazette hebdom. de méd. et de chir.*, 19 janv. 1883.

Le 11, il n'est plus question de la douleur abdominale; le malade se lève. Le 12, le 13, le 14, aucun malaise; il mange à table avec appétit et circule dans la maison.

Le 15, après déjeuner, il se plaint d'un malaise abdominal et d'éructations fréquentes. Il fait cependant dans le parc une promenade de vingt minutes. Le soir, il accuse une sensation de chaleur sans frisson.

Le 16, au déjeuner, même malaise que la veille et coliques assez violentes. Il fait néanmoins une promenade en voiture. Mais le soir, à six heures, nouvelle sensation de chaleur vive, sans frisson, qui ne fait qu'augmenter pendant la soirée. A huit heures, le thermomètre, qui jusque-là n'avait pas dépassé 37 degrés, monte à 39°,6; le pouls est à 88.

Le 17, T. M. : 39°,4; T. S. : 39°. M. Siredey, qui voit le malade le matin, constate un peu d'empâtement dans la fosse iliaque droite, et pense que « la typhlite est ce qu'il y a de plus probable ».

Le 18, T. M. : 38°,4. — Frisson violent à six heures du soir. T. S. : 39°,9.

Le 19, nouveaux frissons dans la nuit précédente, mais le matin la température est à 36°,5; pouls 76; frissonnements dans l'après-midi et dans la soirée. T. S. : 39°,9. L'examen attentif du ventre montre que l'abdomen est souple et d'aspect uniforme; l'exploration de la fosse iliaque droite est facile et fort peu douloureuse superficiellement; on constate, à la partie la plus élevée, à deux travers de doigt au-dessus de l'épine iliaque, un empâtement très profond et douloureux à la pression, de forme allongée et cylindrique, ressemblant à un boudin.

Le 20, la température est normale le matin, 36°,2 ; mais, à trois heures, frisson violent avec élévation à 39°,7 ; le soir, chute de la température à 37°,5. — Le malade se trouve très bien, il ne souffre pas du ventre ; l'examen local donne les mêmes résultats que la veille.

Le 21, T. M. : 36°,4 ; T. S. : 39°,9.

Le 22, T. M. : 36°,8 ; T. S. 37°. Le malade continue à se trouver très bien ; la physionomie est bonne, la langue humide. L'empâtement iliaque est dans le même état.

Le 23, T. M. : 36°,2 ; T. S. : 38°. On décide l'application d'un large vésicatoire sur le flanc droit, qui ne sera laissé en place que trois heures.

Le 24, T. M. : 37°,4 ; T. S. : 38°,2. Nuit excellente, pas de douleurs, physionomie presque normale, langue humide.

Le 25, T. M. : 36°,8 ; T. S. : 38°,6. Même bon état général ; pas de frisson depuis le 22. On constate que l'empâtement descend un peu vers l'épine iliaque supérieure et se prolonge en arrière.

Le 26, T. M. : 38° ; T. S. : 38°,2. Début d'un érysipèle au niveau du vésicatoire.

Le 27, T. M. : 38° ; T. S. 39°. L'état général dès lors s'aggrave : agitation la nuit ; bouche amère ; langue sèche. L'érysipèle s'étend à toute la partie droite de l'abdomen, du tronc et descend sur la cuisse. Le malade succombe le 31 décembre, à onze heures moins le quart.

L'autopsie montra l'appendice dirigé verticalement en haut et en arrière du cæcum, perforé en deux endroits et baignant dans un pus sanieux. La perforation s'était faite dans le tissu cellulaire rétro-cæcal, déterminant la formation d'un vaste foyer d'infiltration purulente et gangréneuse, anfractueux, cloisonné par des brides celluleuses et s'étendant en haut jusqu'au rein, en arrière jusqu'à la colonne vertébrale.

Malgré la brusquerie du début, nettement accusé par le malade, la maladie a évidemment eu une marche éminemment insidieuse. L'absence complète de douleurs locales les jours suivants, l'état général relativement satisfaisant, joints aux idées qui régnaient à cette époque sur l'inflammation du cæcum, ont pu faire croire à un engorgement fécal pendant les premiers jours et, quand la fièvre rémittente s'est déclarée, à une propagation de l'inflammation au pourtour du cæcum.

Importance d'un diagnostic précoce.

Le fait prouve, en outre, combien dans ces formes insidieuses il importe de faire le diagnostic le plus promptement possible, pour pouvoir intervenir à temps, puisque le pus ne semble avoir aucune tendance à se collecter, et que, vingt jours après le début de la maladie, l'infiltration purulente et gangréneuse avait fait de tels progrès et de tels ravages, que nulle opération n'aurait sûrement pu remédier à des désordres aussi étendus.

Forme insidieuse.

C. — *Troisième variété.* — Cette troisième variété comprend les cas où tout est obscur et trompeur, le début, les signes locaux et les symptômes généraux. Ces cas peuvent survenir chez un sujet bien portant en apparence; mais le plus souvent, comme les cas de la variété précédente, ils s'observent chez des sujets souffrant depuis longtemps de troubles intestinaux vagues, de douleurs abdominales habituelles, ou bien dans la convalescence d'une maladie aiguë.

Il n'y a ni début net, ni douleur fixe attirant l'attention sur la fosse iliaque. L'affection débute simplement par des troubles digestifs, inappétence, vomissements, langue saburrale, constipation : le malade se plaint de coliques sourdes, d'un peu de ballonnement du ventre ; il n'y a pas de fièvre, ou bien il n'existe qu'un léger mouvement fébrile sans caractère défini ; tout cela s'expliquant facilement, sans faire intervenir une lésion aussi grave qu'une perforation intestinale. Au reste, l'exploration de l'abdomen ne donne pas non plus de signes alarmants ; la pression profonde dans la région cæcale est un peu douloureuse ; mais cette douleur est peu marquée, elle ressemble à celle qu'on provoque à d'autres moments chez le même malade, soit à l'hypogastre, soit dans la fosse iliaque gauche. Le malade peut continuer à marcher et à vaquer à ses affaires.

Bref, tout est réuni pour n'inquiéter ni le malade ni le médecin, qui ne commencent à s'alarmer qu'à l'apparition des accès fébriles intermittents ou rémittents, précédés ou non de frissons, qui annoncent non la suppuration, — le pus existe déjà depuis longtemps, — mais probablement l'infection commençante de l'organisme.

A ce moment le doute ne doit plus être permis sur l'existence d'une collection purulente profonde ;

et il est probable que les signes locaux, l'empâtement plus ou moins marqué de la fosse iliaque, à défaut d'une tumeur limitée, doivent être suffisants à un observateur habile pour faire le diagnostic.

Symptômes et complications déroutant le diagnostic.

Mais enfin on comprend qu'il puisse ne pas être toujours fait avec précision. Qu'on songe que c'est surtout dans ces formes insidieuses que des fusées purulentes tendent à se faire soit le long du psoas, soit vers le petit bassin, soit en haut vers le rein et le diaphragme; que c'est dans ces mêmes formes trompeuses que se produisent les complications anormales dont nous avons parlé, la thrombose des veines iliaques avec embolie pulmonaire possible; la thrombose des racines de la veine porte avec pyléphlébite, embolies hépatiques et abcès du foie, la perforation de l'abcès à travers le diaphragme dans la plèvre, avec pleurésie purulente du côté droit [1], et même du côté gauche [2], et l'on reconnaîtra qu'en présence de pareils accidents, le médecin puisse se trouver dérouté, surtout si la maladie n'a pas été suivie depuis son début, et qu'il lui devienne de plus en plus difficile de rapporter à leur vraie cause des phénomènes si éloignés du siège primitif de la lésion.

Gravité des formes subaiguës.

Aussi peut-on dire qu'après l'appendicite perforante suraiguë avec péritonite généralisée, l'appendicite subaiguë est la forme la plus grave et la plus redoutable des inflammations appendiculaires.

1. Grawitz. *Berlin. Klin. Woch.*, 12 août 1889. — Roux, *Revue de la Suisse romande*, 20 sept. 1891.
2. Coats. *The Lancet*, 21 août 1889.

20. — Appendicite chronique à rechutes.

Bien qu'il n'existe pas de description d'ensemble de l'appendicite à rechutes, — relapsing ou recurrent appendicitis des Anglo-Américains, — cette forme est une des plus intéressantes et des plus importantes à connaître, car c'est celle qui a fait naître et qui justifie l'idée de l'excision et de l'ablation de l'appendice dans l'intervalle de deux crises aiguës.

Distinction avec les récidives d'appendicite.

On confond habituellement sous ce nom aussi bien les cas où les crises se répètent à des intervalles très éloignés, d'une ou de plusieurs années, que les cas où les rechutes se succèdent très rapprochées et à courts intervalles, se rattachant pour ainsi dire les unes aux autres.

Or, il est bien évident que le nom d'appendicite chronique à rechutes doit être réservé à cette seconde catégorie de faits. Dans la première, il ne s'agit pas de rechutes, mais de récidives, chaque crise constituant à elle seule toute la maladie et évoluant pour son propre compte. Qu'on relève ces crises antérieures comme point de repère dans le diagnostic, que l'étiologie en prenne note comme d'une cause prédisposante, soit ; mais on ne saurait faire de ces cas de récidive à longue échéance un type clinique spécial ; car, en dehors de la récidive même, on ne leur trouverait aucun caractère différentiel.

Maladie chronique à poussées successives.

Il n'en est pas de même de l'appendicite à rechutes proprement dite. Celle-ci a une marche, des allures et des symptômes qui lui appartiennent en propre ; c'est bien une maladie chronique à poussées successives.

Le traitement radical et systématique, mis en pratique par les Américains, nous a appris les lésions qui forment le substratum anatomique de cette forme d'appendicite. Ces lésions, comme nous l'avons déjà dit, sont le plus souvent celles d'une inflammation chronique portant à la fois sur la muqueuse de l'appendice, sur ses parois et sur son revêtement péritonéal.

Lésions de l'appendice.

L'appendice est épaissi et dilaté ; la dilatation peut être considérable et donner au diverticule le volume du pouce ; la cavité est alors remplie d'un mucus épais et abondant. Parfois, par suite d'une flexion de l'appendice, coudé sur lui-même, ou bien par suite d'un rétrécissement partiel de la cavité, consécutif à une ulcération cicatrisée, l'extrémité seule est dilatée. Dans ce cas, la tension du liquide emprisonné, d'une part, l'épaississement des parois, de l'autre, peuvent donner la sensation d'une masse solide. Dans une observation de Treves, l'extrémité du conduit était si élargie, si indurée, et si parfaitement arrondie, qu'elle semblait contenir une concrétion stercorale. L'appendice était replié sur lui-même ; en le libérant et en le redressant, le mucus reflua dans le cæcum et cette apparence de tumeur solide disparut aussitôt. Cette flexion de l'appendice, maintenue par des adhérences péritonéales, est une disposition fréquemment notée ; elle explique la rétention du mucus que continue à sécréter la muqueuse et qui ne peut s'écouler dans le cæcum.

Dans d'autres cas, il n'y a pas de dilatation ; l'appendice semble au contraire transformé en un cordon fibreux par l'épaississement des parois, le canal étant réduit à une fente étroite. Il est alors en quelque sorte perdu au milieu de nombreuses adhérences, en général très résistantes, restes de poussées plus ou moins répétées de péritonite adhésive. Ces adhérences ne portent pas seulement sur l'appendice, mais sur les anses intestinales voisines et sur l'épiploon dont une partie peut se trouver ainsi fixée dans la fosse iliaque et donner la sensation d'une tumeur[1]. L'exsudation plastique peut être si abondante, les adhérences si nombreuses et si résistantes, qu'elles rendent l'ablation de l'appendice extrêmement pénible.

Enfin, il existe des cas, plus rares, où l'on trouve l'appendice perforé avec un petit abcès juxta-appendiculaire, contenant une ou deux cuillerées de pus fécaloïde et une petite concrétion stercorale. Le docteur Lecorché nous a communiqué un exemple de ce genre qu'il a observé récemment. Un homme de vingt-huit ans avait eu neuf rechutes dans l'espace de vingt mois ; il se présenta à la maison Dubois, réclamant de lui-même une opération. Cette opération, faite par M. Potherat, montra un petit foyer purulent et dans ce foyer une scybale maintenue par les adhérences voisines.

1. Cas de Teale. *Recurrent typhlitis. Brit med. journ.*, janv. 1891.

Comment, d'après ces constatations anatomiques, expliquer la répétition des crises et le mécanisme même de la rechute? Il est bien probable que la cause des accès n'est pas la même dans tous les cas.

Mécanisme variable des rechutes.

D'après Treves, c'est à la rétention du mucus dans l'appendice qu'est due l'appendicite récurrente. Mais Treves n'explique pas comment cette rétention peut provoquer une crise douloureuse, accompagnée de vomissements et de phénomènes péritonéaux.

Distension intermittente par le mucus.

A notre avis, la distension partielle ou totale de la cavité du diverticule par le mucus peut servir à interpréter un certain nombre de faits. Le mécanisme de la crise nous paraît le même que celui que nous avons donné de la colique appendiculaire par engagement d'une scybale. Le mucus emprisonné dilate progressivement l'appendice; à un moment donné, cette dilatation atteint son maximum et amène la contraction douloureuse des couches musculaires du diverticule, d'où les conséquences réflexes de toute douleur abdominale vive. Comme il s'agit seulement d'un liquide et non d'un corps dur comprimant les vaisseaux de la paroi, de manière à en gêner la nutrition, l'appendice ne tend pas à se perforer; la contraction musculaire a pour effet de chasser le liquide vers la partie rétrécie, et l'obstacle étant formé seulement par la coudure ou par une diminution du calibre du canal, le mucus passe lentement et peu à peu par la voie étroite où il s'engage sous l'action de ces contractions, et l'appendice finit par se vider dans le cæcum.

Mais tous les cas ne sauraient être justiciables de cette pathogénie. Très souvent il n'existe aucune rétention de mucus, ni aucune trace de rétrécissement ou de flexion de l'appendice, ayant pu la déterminer à un moment donné d'une manière passagère. L'appendice est surtout épaissi par l'inflammation interstitielle chronique de ses parois. Les crises douloureuses n'ont été cependant ni moins intenses, ni moins répétées. Nous pensons que la rechute en pareil cas doit s'expliquer par l'engagement temporaire d'une scybale, qui provoque les phénomènes douloureux et une poussée aiguë d'appendicite pariétale par le mécanisme que nous avons déjà plusieurs fois indiqué. Le rejet de la scybale dans le cæcum par suite des contractions de l'appendice amène la fin de la crise.

Engagement d'une scybale.

D'autre part, la constatation fréquente de signes évidents de péritonite chronique, d'adhérences péri-appendiculaires, d'épaississement du péritoine au niveau des anses intestinales voisines, montre que, dans nombre de cas, la rechute doit reconnaître pour cause une poussée aiguë de péritonite plastique appendiculaire, s'étendant plus ou moins loin au pourtour du cæcum et de la fosse iliaque droite.

Poussée de péritonite partielle.

Enfin, quand on trouve, au voisinage de l'appendice perforé, un petit foyer purulent, contenant d'ordinaire une scybale ou des débris de matière fécale, que la première crise soit due ou non à l'engagement de cette scybale dans l'appendice, il est juste de rapporter les accès consécutifs à une sorte de réchauffement de l'irritation péritonéale

Abcès juxta-appendiculaire.

entretenue par la présence de ce pus fécaloïde, — les symptômes pouvant être plus ou moins graves et la durée de la rechute plus ou moins prolongée, suivant l'extension prise par cette recrudescence inflammatoire.

On voit que l'étude des faits ne permet guère d'assigner un même mécanisme aux rechutes de l'appendicite. De là nécessairement quelques différences cliniques dans les caractères et l'évolution de la crise aiguë, différences qui peuvent aussi s'observer dans la période intermédiaire aux rechutes. Nous décrirons successivement ces deux phases de l'appendicite chronique.

Symptômes de la rechute.

A. — *La rechute.* — Il n'y a pas lieu d'insister longuement sur la symptomatologie de la rechute. En fait, cette symptomatologie est celle d'une des formes d'appendicite que nous avons décrites. Elle peut être purement appendiculaire; elle peut être péritonéale ; elle peut être suppurative.

Les deux premières formes sont les plus fréquentes. Elles correspondent soit à une distension intermittente de l'appendice par du mucus, soit à l'engagement transitoire d'une scybale, soit à une poussée aiguë de péritonite plastique péri-appendiculaire.

Dans les deux premières alternatives, les symptômes reproduisent ceux de l'*appendicite pariétale* simple avec colique appendiculaire. L'attaque de coliques, tantôt d'une violence extrême, tantôt très atténuée et caractérisée seulement par des douleurs sourdes plus ou moins prédominantes dans le flanc droit, est suivie d'une douleur fixe dans la fosse iliaque droite, avec un certain degré de résistance de la paroi à ce niveau. Cette résistance cède au bout de quelques jours, et en explorant la région on peut ordinairement sentir, quand l'appendice n'est pas dévié en arrière ou trop en dedans, une masse allongée de la grosseur du pouce ou de l'index, qui donne nettement la sensation du diverticule distendu. Cette tumeur, allongée et douloureuse, peut rester perceptible dans l'intervalle de deux crises, tout en diminuant notablement de volume. Tant qu'on la sent, on peut affirmer que le malade n'est pas guéri et qu'il est exposé à une nouvelle rechute.

Tumeur formée par l'appendice.

La durée de chaque rechute de ce type moyen ne dépasse guère huit à dix jours. Mais la crise peut être abrégée ou aggravée, tout en restant strictement appendiculaire, et revêtir soit la forme purement douloureuse, avec colique appendiculaire, soit la forme pseudo-péritonitique avec péritonisme intense, comme nous l'avons indiqué plus haut (voir § 17).

Durée de la rechute.

L'observation suivante, que nous empruntons à Treves, donnera une idée suffisante de cette forme ordinaire d'appendicite récurrente.

Un homme de 44 ans entre à l'hôpital au mois de mai 1890. Il est malade depuis le mois d'avril 1889. Auparavant sa santé était parfaite. C'était un homme vigoureux, n'ayant jamais souffert de dyspepsie et dont l'intestin avait toujours fonctionné régulièrement sans l'aide d'aucun adjuvant artificiel.

Observation.

En avril 89, il fut pris de douleurs abdominales, sans cause appréciable. Ces douleurs augmentèrent peu à peu, et bientôt il présenta tous les signes caractéristiques d'une appendicite, distension de l'abdomen, vomissements répétés, constipation, tuméfaction douloureuse de la fosse iliaque droite. Cette crise se termina bien. Mais depuis lors, il n'a cessé d'avoir de nouvelles attaques, à des intervalles de cinq à six semaines. Le stade aigu de chaque rechute dure de cinq à sept jours. Après la cessation des symptômes aigus, il entre dans une période de convalescence lente, mais avant qu'il puisse se dire entièrement guéri, survient une nouvelle attaque.

Cet homme n'a pu faire aucun travail depuis treize mois. Les précautions les plus rigoureuses n'ont pu empêcher les rechutes de se reproduire. Ces rechutes semblent augmenter de gravité, et le malade est devenu un véritable invalide. Il a naturellement la terreur d'une nouvelle crise, et il en est arrivé à croire qu'il ne pourrait survivre à une autre rechute.

A la palpation, on découvre dans la fosse iliaque droite, un peu au-dessus et en dehors du ligament de Poupart, un appendice très dilaté.

L'appendice est excisé le surlendemain; il est tordu sur lui-même, très déformé et distendu au point de former une masse arrondie. L'opération ne présenta aucune difficulté ; la guérison se fit sans incident, et cinq mois après le malade n'avait encore présenté aucun phénomène douloureux du côté de la fosse iliaque droite[1].

La forme *péritonéale* ne diffère de la précédente que par l'intensité plus grande des symptômes locaux, due à la propagation à la séreuse ambiante de l'inflammation appendiculaire, et par la durée plus prolongée de la crise aiguë. Nous ne reviendrons pas sur ce que nous avons dit de cette forme d'appendicite avec péritonite plastique partielle.

Ce sont là les deux principaux aspects sous lesquels se produisent les rechutes. La forme *suppurative* est beaucoup plus rare. Mais nous ne saurions admettre avec Treves que « lorsqu'un abcès s'est formé et que le malade guérit, il n'est plus exposé à avoir d'autres attaques ».

Rechute avec abcès.

Nous avons cité tout à l'heure un cas où un petit foyer purulent juxta-appendiculaire donna naissance, en un an et demi, à neuf rechutes. Il est vrai que, dans ce cas, aucune des rechutes n'aboutit à la formation et à l'évacuation d'une véritable collection purulente.

Mais nous avons vu avec le Dr Juhel-Renoy un autre malade qui, en un an, eut quatre poussées d'appendicite. Chaque fois, l'attaque se termina par la formation d'un abcès de la région iliaque, qui se collectait au-dessus du ligament de Poupart, et qui nécessita chaque fois une intervention chirurgicale, donnant issue à une grande quantité de pus horriblement fétide.

1. Treves. *The surgical treatment of typhlitis.* Wood's Monographs., août 1891.

Treves dit que l'évacuation du pus amène probablement la suppression de la cause même de la suppuration, la concrétion fécale étant évacuée avec le pus, ou l'appendice lésé ayant été détruit par la gangrène.

On voit, par notre première observation, que la suppuration peut n'être pas assez intense pour s'ouvrir d'elle-même au dehors ou imposer l'intervention du bistouri, et que la concrétion fécale peut rester emprisonnée dans les fausses membranes. On voit dans la seconde, que l'évacuation répétée de l'abcès peut ne pas entraîner à l'extérieur la cause de la suppuration, puisque à quatre reprises la collection purulente s'est reformée dans les mêmes conditions.

B. — *Période intermédiaire.* — La crise aiguë terminée, le malade tend à se remettre progressivement. Mais il ne se remet jamais complètement. Quand l'appendicite est purement pariétale, la rémission peut paraître complète après les deux ou trois premières attaques, les symptômes intestinaux restant peu accusés et l'état général étant satisfaisant.

Symptômes intermédiaires aux crises aiguës.

Mais dès la troisième ou la quatrième rechute, souvent plus tôt, le malade reste souffrant et il persiste des signes locaux, qu'on trouve en les recherchant si le sujet n'en parle pas, et qui finissent par retentir gravement sur la santé générale.

Des douleurs abdominales vagues, des coliques fréquentes, du ballonnement facile du ventre, des digestions pénibles, une gêne, un malaise dans la fosse iliaque droite s'accusant par la fatigue, par la marche, par un effort, des alternatives de constipation et de selles muqueuses, tels sont les principaux symptômes dont il se plaint.

L'exploration de la fosse iliaque montre un point douloureux fixe, qu'on exaspère ou qu'on réveille par la pression du doigt, sur le milieu d'une ligne allant de l'ombilic à l'épine iliaque supérieure; et si on déprime fortement la paroi, on sent à ce niveau une petite masse allongée, plus ou moins sensible, qui roule sous le doigt et qui n'est autre que l'appendice épaissi et dilaté.

Mais les conséquences les plus importantes de l'appendicite chronique, que l'inflammation soit seulement parietale ou que l'appendice soit emprisonné dans des adhérences péritonéales, portent sur le fonctionnement du cæcum et du gros intestin; de telle sorte qu'on peut dire que, si la rechute est surtout appendiculaire, la période intermédiaire est plutôt cæcale ou du moins intestinale.

L'appendice enflammé agit en somme comme un corps étranger irritant non seulement sur le péritoine, en état constant d'imminence inflammatoire, mais encore sur le gros intestin, dont les troubles peuvent être d'ordre mécanique ou catarrhal.

Les rechutes en se répétant finissent en effet par amener plus ou moins rapidement, tantôt une atonie plus ou moins marquée du cæcum, tantôt une irritation chronique de la muqueuse du cæcum et du côlon.

Atonie du cæcum avec stagnation fécale.

1° *Atonie du cæcum.* — L'atonie cæcale tient à un état parétique de la couche musculaire. Cette parésie peut s'expliquer de plusieurs façons : par épuisement nerveux, consécutivement aux excitations répétées de l'appendice, ou bien en vertu de la loi de Stokes sur la paralysie des plans musculaires sous-jacents à une séreuse ou à une muqueuse enflammée. Quelle qu'en soit la cause vraie, l'atonie musculaire du cæcum se traduit soit par la tendance à la stagnation des matières fécales dans cette partie du gros intestin, stagnation qui peut amener un véritable engorgement stercoral, soit le plus souvent par une distension habituelle ou une dilatation gazeuse de l'organe.

Quoi qu'en disent les auteurs classiques, l'engorgement stercoral isolé du cæcum, donnant lieu à une tumeur cylindrique nettement limitée, est une rareté. Mais si cette tumeur stercorale existe, c'est surtout dans l'appendicite à rechutes qu'on peut l'observer.

Toutefois, même en pareil cas, la stagnation des matières est très rarement assez prononcée pour donner la sensation nette d'une tumeur cæcale. Les tumeurs stercorales siègent plutôt dans la fosse iliaque gauche ou dans le côlon transverse.

Atonie avec dilatation gazeuse.

La *dilatation gazeuse* est bien plus fréquente. Elle se traduit par une sonorité tympanique exagérée au niveau de la fosse iliaque droite, accompagnée souvent de gargouillements spontanés ou provoqués par la pression. Nous avons observé un malade atteint d'appendicite à rechutes, chez lequel la distension gazeuse du cæcum présentait des caractères particuliers. Dans l'intervalle des crises, le ventre restait douloureux à la pression, surtout à droite.

Quand on appuyait assez profondément à ce niveau. on déterminait d'abord un bruit de gargouillement très marqué; puis, au bout de quelques secondes, on voyait se former dans la fosse iliaque droite une tumeur molle, qui se gonflait et s'enflait sous la main, tumeur un peu allongée transversalement. En pressant alors sur cette tumeur, on la vidait rapidement en produisant un bruit de glouglou. Le malade, au reste, avait constaté lui-même que cette tuméfaction molle se formait de temps en temps spontanément; pour la faire disparaître, il n'avait qu'à appuyer fortement sur le ventre; elle s'affaissait alors en produisant un bruit qu'il comparait à celui d'une bouteille qui se vide.

Catarrhe muqueux du gros intestin.

2° *Catarrhe chronique intestinal.* — L'atonie du cæcum coïncide d'ordinaire avec un degré plus ou moins marqué d'irritation chronique du gros intestin. Ce sont les symptômes de la colite muqueuse qui traduisent cette irritation, coliques sourdes, gonflement habituel du ventre, accès de constipation tenace, suivis de débâcle et de selles glaireuses et douloureuses. Il n'est pas toujours facile de décider si ces troubles intestinaux sont antérieurs ou postérieurs à la première attaque d'appendicite. Nous avons dit que la colite muqueuse dans nombre de cas doit être regardée comme une cause prédisposante d'inflammation de l'appendice. Ce qui est certain, c'est que les signes de cette colite s'observent surtout dans l'appendicite à rechutes, dans l'intervalle des crises.

A mesure que les rechutes deviennent plus nombreuses, les conséquences de ces troubles intestinaux s'aggravent. Dans certains cas, une diarrhée chronique s'établit. Ne se nourrissant plus ou digérant mal, tourmentés par des douleurs abdominales continuelles, par des accès de fièvre irréguliers, ces malades perdent leurs forces, pâlissent, s'amaigrissent, prennent une teinte terreuse et arrivent à un état de cachexie intestinale qui finit par leur donner toutes les apparences des sujets atteints de péritonite tuberculeuse ou de cancer abdominal.

Cachexie intestinale.

C. — Marche générale de la maladie. — Ainsi constituée par des crises aiguës séparées par des intervalles plus ou moins longs, mais en général assez rapprochés, de calme relatif, l'appendicite à rechutes est une maladie de longue durée, mais d'une durée qu'il est difficile de déterminer. Peut-elle guérir spontanément ou par le seul traitement médical? Doit-elle aboutir nécessairement à la cachexie et à l'épuisement mortel du malade? Peut-elle se terminer par une perforation qui entraîne la mort? Il est difficile de répondre d'une manière absolue à ces questions, puisque la conclusion de toutes les observations publiées dans ces dernières années est une opération qui, en supprimant l'appendice, supprime la cause des accidents et arrête par conséquent court l'évolution naturelle de l'affection.

Guérison spontanée possible.

Il n'est pas inadmissible que la guérison puisse se produire sans l'intervention chirurgicale, par une transformation fibreuse de l'appendice, qui, sous l'influence de ces poussées inflammatoires répétées, se rétrécit, s'oblitère et devient un simple cordon de tissu cicatriciel.

D'autre part, nous ne connaissons pas de cas aboutissant à une terminaison fatale par épuisement cachectique, bien que la lecture de certaines observations puisse faire présumer une pareille terminaison si la maladie avait été abandonnée à elle-même.

L'appendicite à rechutes ne tend pas à la perforation.

Quant à la possibilité d'une perforation, il existe à ce sujet deux opinions diamétralement opposées. Les uns déclarent qu'il n'est pas ordinaire de voir l'appendicite aboutir, dès la première attaque, à une perforation, et qu'on trouve habituellement, dans les antécédents des sujets atteints d'appendicite perforante, la mention d'une ou plusieurs crises antérieures d'appendicite légère. Les autres soutiennent, au contraire, que des crises multiples sont une sauvegarde contre la perforation, et que plus les rechutes sont fréquentes, moins il y a de chances en faveur de cette éventualité.

La première opinion n'est pas soutenable en règle générale. La statistique de Fitz, qui porte sur 257 cas d'appendicite perforante, n'accuse que 28 cas, soit une proportion de 11 p. 100, où des crises antérieures moins graves ont précédé la perforation mortelle. La statistique de Kraft, la plus favorable à cette manière de voir, ne donne qu'une proportion de 25 p. 100. Il faut donc bien admettre qu'au moins 75 fois sur 100, la première crise peut être perforante.

Mais il faut encore tenir compte de ce fait, c'est que les auteurs ne font pas de distinction entre la récidive et la rechute. Et nous avons montré qu'en bonne nosologie cette confusion ne saurait être maintenue. On ne doit pas plus confondre l'appendicite à rechutes avec les récidives de l'appendicite qu'on ne confond la fièvre typhoïde à rechute avec une récidive de fièvre typhoïde.

Certainement on relève assez souvent dans les antécédents d'une appendicite perforante des attaques antérieures d'appendicite simple, bien que cela ne puisse être posé en règle générale, et que précisément la forme la plus grave, l'appendicite suraiguë, se produise le plus souvent au milieu d'une santé parfaite et sans que rien ait pu faire prévoir un pareil accident.

Mais il s'agit dans ces cas de récidives et non de rechutes. d'accès datant de plusieurs années, parfois de dix, quinze, vingt ans, et ne se rattachant en rien à la crise perforante. Dans la vraie appendicite à rechutes, la deuxième opinion est seule vraie.

Barrière protectrice formée par le tissu fibreux cicatriciel.

Plus les rechutes sont répétées, moins il y a de probabilité pour une perforation. Si la crise est simplement appendiculaire, chaque poussée inflammatoire tend à épaissir les parois de l'appendice, à les infiltrer de tissu fibreux, à les rendre par conséquent de moins en moins aptes à subir le travail ulcératif des microbes. Si les rechutes sont dues à des poussées de péritonite, la barrière formée par les adhérences et les exsudats plastiques se renforce de même à chaque reprise, et si par hasard une perforation des parois appendiculaires se produisait, elle ne pourrait avoir aucune conséquence sérieuse, aucun retentissement sur la séreuse, l'appendice se trouvant doublé en quelque sorte par une coque fibreuse, et absolument isolé des organes et des tissus voisins.

Intervalle et fréquence des accès.

Les rechutes peuvent donc se reproduire d'une manière indéfinie sans qu'on doive redouter la perforation. La fréquence, l'intervalle, l'intensité de ces accès sont très variables. Ils reparaissent parfois avec une régularité remarquable, toutes les trois semaines, tous les mois, tous les deux mois. D'autres fois, les intervalles sont plus ou moins espacés. Dans certains cas, le malade, après une série de crises, reste trois, quatre mois sans nouvelle rechute, puis les attaques reparaissent.

La durée d'un accès est environ d'une huitaine de jours; mais elle peut être plus courte, deux ou trois jours, ou plus longue. En général, la rechute se reproduit sous le même type, et ce type est celui de l'attaque initiale. Mais le type peut varier, et à des crises d'appendicite pariétale ou de simple colique appendiculaire peuvent se mêler des accès plus intenses avec poussées aiguës de péritonite partielle.

Affection devenant une infirmité.

Mais si l'appendicite à rechutes n'a pas la gravité immédiate de l'appendicite perforante, elle n'en crée pas moins à la longue un état morbide qui rend la vie insupportable. Ces crises incessantes, greffées sur une souffrance permanente de l'intestin, transforment le patient en un véritable invalide incapable de tout travail suivi. Aussi ces malades, fatigués et dégoûtés des révulsifs, des calmants et des autres moyens médicaux qui n'apportent aucun soulagement à leurs maux, finissent-ils par venir d'eux-mêmes réclamer de la chirurgie un traitement plus radical.

21. — Gravité des différentes variétés d'appendicite.

Nous avons indiqué chemin faisant, à propos de chaque forme d'appendicite, la gravité respective des accidents en rapport avec l'évolution, l'extention, les localisations des lésions appendiculaires ou péritonéales.

La moitié au moins des cas appartient aux formes légères.

On voit en somme que, comme pour toute maladie, il existe des formes légères, des formes moyennes, des formes graves. Quelle est la fréquence relative de ces diverses formes ? Il est bien difficile de le dire d'une manière absolue. Si cependant l'on tient compte, non des faits publiés qui ressortissent presque exclusivement aux formes moyennes ou graves, mais de l'impression donnée par l'observation quotidienne, par la pratique hospitalière ou urbaine, on peut avancer hardiment que la moitié des cas appartient aux formes légères, c'est-à-dire à l'appendicite pariétale ou compliquée d'un certain degré de péritonite fibrineuse partielle. Ce chiffre pourra paraître exagéré aux chirurgiens, qui ne voient d'ordinaire que les formes moyennes ou graves; mais il paraîtra plutôt au-dessous de la vérité à beaucoup de médecins. Il ne peut malheureusement se baser sur aucune statistique bien établie, car on ne publie pas d'ordinaire la relation de ces cas légers.

Une seule sorte de statistique serait valable. C'est celle qui réunirait tous les cas observés dans un hôpital pendant un certain nombre d'années, avec la relation des modes de terminaison, des complications et du traitement employé.

Statistiques de Guttmann, de Furbringer de Fowler

A ce titre, les trois statistiques suivantes peuvent servir de points de repère, malgré l'absence de détails. Guttmann, relevant tous les cas de pérityphlite traités à l'hôpital Moabit depuis 1879, en compte 96, dont 5 seulement se sont terminés par la mort. A l'hôpital Friedrichshain, Furbringer, en quatre ans, a observé 120 cas de pérityphlite ; il a eu 78 pour 100 de guérisons; 12 pour 100 d'améliorations et 10 pour 100 de morts[1]. Fowler, à l'hôpital de Middlesex, trouve en 10 ans 99 cas d'appendicite et de pérityphlite ; 84 ont guéri, 15 sont morts[2]. Soit, sur un total de 315 cas, 30 morts seulement. Restent 285 cas qui ont guéri. Admettons que sur ces 285 guérisons, il y ait 80, 100 cas de pérityphlite suppurée, heureusement terminés soit par ouverture spontanée, soit par évacuation chirurgicale du pus, et c'est faire la part large à la bénignité de la péritonite suppurée péri-appendiculaire. On voit qu'il reste encore beaucoup plus de la moitié des cas qui ne peuvent appartenir qu'aux formes légères, sans perforation, ni suppuration.

Échelle.

Ceci dit sur la gravité générale, sur ce qu'on

1. Discussion à la Société de médecine interne de Berlin. *Berl. Klin. Woch.*, mai 1891.

2. Discussion à la Société clinique de Londres. *Brit. med. journ.*, 7 mars 1891.

de gravité des diverses formes.

pourrait appeler, en empruntant un mot à la langue des économistes, la gravité *globale* de l'appendicite, nous classerons les formes que nous avons décrites dans l'ordre suivant de gravité décroissante :

1° L'appendicite suraiguë perforante ;
2° L'appendicite sub-aiguë à marche insidieuse;
3° L'appendicite aiguë avec péritonite suppurée partielle ;
4° L'appendicite chronique à rechutes ;
5° L'appendicite pariétale avec colique appendiculaire.

A. — On peut dire que la forme suraiguë perforante avec péritonite diffuse est fatalement mortelle, et dans un bref délai. Quelques cas de guérison observés après laparotomie précoce n'autorisent pas à modifier ce pronostic général.

La mort est parfois presque foudroyante, 37 heures après le début des accidents, dans un cas de Earle[1]. Fitz relève dans sa statistique 8 cas de mort dans les 48 premières heures. Il est rare que le malade dépasse le premier septénaire.

La terminaison fatale doit être attribuée, dans cette forme, soit à la violence du shock abdominal, soit à la septicémie rapide, soit à l'intensité de l'inflammation diffuse du péritoine.

Gravité des formes subaiguës et en particulier

B. — Nous plaçons au deuxième rang comme gravité l'appendicite subaiguë. Non pas que les lésions soient immédiatement plus sérieuses et

1. Earle. *Chicago med. journ. and Examiner*, fév. 1876.

plus étendues que dans l'appendicite aiguë perforante, mais en raison de l'insidiosité trompeuse de l'évolution morbide. En faisant hésiter le médecin sur le diagnostic, en retardant l'intervention du chirurgien, cette insidiosité permet à la suppuration de gagner sans obstacle en profondeur et en étendue, d'infiltrer les muscles et les tissus avoisinants, et de provoquer des complications redoutables et mortelles.

de l'appendicite rétro-cæcale.

Nous avons dit que cette forme répond le plus souvent à la perforation de l'appendice dans le tissu rétro-cæcal, en dehors du péritoine. Nous ne saurions donc admettre l'opinion classique qui fait de la pérityphlite celluleuse, du phlegmon péri-cæcal, la forme la plus bénigne des pérityphlites. Mieux vaut une perforation péritonéale, — à condition, bien entendu, que la péritonite se limite et que la collection purulente s'enkyste. — car on peut intervenir en temps utile pour évacuer le pus, plutôt qu'une perforation extrapéritonéale dont on ne peut ni prévoir, ni arrêter à temps les ravages et les conséquences souvent fatales.

Gravité de la forme aiguë perforante atténuée par une intervention opportune.

C. — En troisième lieu vient l'appendicite perforante à marche aiguë franche, aboutissant en 8 à 15 jours à la formation d'une collection purulente enkystée dans la fosse iliaque. C'est cette forme qui a bénéficié surtout de la connaissance exacte de la cause et du siège vrais des lésions attribuées autrefois à l'inflammation du cæcum. L'intervention opportune et de mieux en mieux précisée du bistouri doit en limiter de plus en plus la gravité réelle. Il suffit de parcourir les observations d'appendicite ainsi traitée pour être convaincu. Sans doute la chirurgie ne saurait prétendre à la guérison certaine de tous les cas. Mais, si les insuccès sont parfois dus à quelque complication inattendue, on peut aussi en rendre souvent responsable une opération trop différée ou incomplète.

Évacuation spontanée du pus.

Au reste, cette forme aiguë guérit dans un certain nombre de cas, sans intervention chirurgicale, l'évacuation spontanée du pus se faisant soit à l'extérieur, soit par le cæcum ou le rectum. Les observations anciennes de pérityphlite le prouvent. Dans quelle proportion ce mode de guérison s'observe-t-il ? Il serait important de le préciser et de comparer cette proportion à celle que donne l'incision chirurgicale. Malheureusement les statistiques englobent d'ordinaire pêle-mêle les cas les plus disparates, depuis l'appendicite suraiguë jusqu'à l'appendicite simple. On peut cependant opposer les deux statistiques de Bull et de Noyes, qui paraissent porter uniquement sur des pérityphlites suppurées. Sur 67 cas d'abcès pérityphliques abandonnés à eux-mêmes, Bull, en 1875, note seulement 35 guérisons, soit 52 pour 100. Sur 100 cas de pérityphlite traités chirurgicalement, Noyes, en 1882, constate 85 guérisons.

Quant à la résorption spontanée de la collection purulente, nous n'y croyons guère, bien que quelques faits (Furbringer, Roux) semblent en indiquer la possibilité; en tout cas, la démonstration nous paraît difficile à donner.

Pronostic spécial de l'appendicite à rechutes.

D. — L'appendicite chronique à rechutes constitue plutôt une infirmité qu'une maladie menaçant la vie. L'épaississement progressif de l'appendice ou les adhérences protectrices qui se forment à son pourtour restreignent et annihilent presque les chances d'une perforation. Mais, la répétition des accès, les troubles intestinaux qui persistent dans l'intervalle des rechutes, l'état cachectique que finit par revêtir le malade, doivent au moins faire réserver le pronostic dans la prévision d'une opération nécessaire pour l'excision de l'appendice.

E. — Quant à l'appendicite pariétale simple, c'est une affection inquiétante, parce que la possibilité d'une perforation hante nécessairement l'esprit du médecin. Mais, limitée aux parois de l'appendice, ou même compliquée d'un certain degré de péritonite fibrineuse, elle guérit toujours par les moyens médicaux. Au point de vue de l'avenir, on doit prévoir l'éventualité d'une récidive, ou la transformation de cette première poussée aiguë en une appendicite chronique à rechutes.

Possibilité de la récidive dans les formes légères

Cette échelle de gravité permet d'établir le pronostic propre de l'appendicite sous ses divers aspects. Les autres éléments d'appréciation lui sont communs avec toutes les maladies ; c'est l'âge du sujet, son degré de résistance, l'existence de maladies générales ou locales, antérieures ou actuelles, etc. Il nous paraît inutile d'insister sur ces différents points, qui sont toujours primés par la forme même de l'affection.

Influence

Au point de vue de l'âge, ce qu'on peut dire de

de l'âge sur le pronostic.

plus net, c'est que dans l'enfance, ce sont les formes perforantes suraiguës et aiguës à marche franche qu'on observe le plus communément; chez l'enfant, l'appendicite détermine aussi assez souvent sans perforation une péritonite fibrineuse étendue à symptômes bruyants, qui guérit facilement par le traitement médical; dans la vieillesse, au contraire, où l'appendicite est rare, la perforation se produit d'ordinaire sourdement et au milieu de phénomènes à allures insidieuses. Donc, non seulement en raison de l'âge, mais encore en raison de la forme même de l'appendicite, le pronostic est nécessairement très grave. Ceci se trouve confirmé par la statistique de Einhorn, qui démontre la fréquence de la pérityphlite mortelle passé 60 ans.

Tuberculose concomitante.

Pour les maladies coexistantes, la fréquence de la tuberculose, réserve faite de la vraie typhlite tuberculeuse, est à noter. Il ne s'ensuit pas que toute appendicite survenue chez un sujet dont les sommets sont suspects, soit fatalement spécifique; elle peut être absolument indépendante de la lésion pulmonaire et guérir comme une appendicite ordinaire. Mais il est possible aussi qu'elle serve de point d'appel à la tuberculose péritonéale ; et d'autre part, en agissant comme cause de dépression et de mauvaise nutrition, elle peut favoriser l'extension des localisations pulmonaires.

Enfin, les appendicites qui surviennent dans la convalescence des maladies aiguës, fièvre typhoïde, pneumonie, etc., sont en général d'un pronostic défavorable. Elles prennent d'ordinaire la forme subaiguë ; l'inflammation purulente se fait d'une manière presque latente, et il est le plus souvent trop tard pour intervenir quand on n'a plus de doutes sur le diagnostic de l'affection.

V

LES ERREURS DE DIAGNOSTIC

En règle générale diagnostic facile.

Le diagnostic de l'appendicite ne présente en général aucune difficulté. Le type clinique habituel est aussi facile à reconnaitre que celui de la pneumonie aiguë. La brusquerie du début, le point de côté iliaque, la tuméfaction localisée de la région cæcale, sont aussi caractéristiques que le frisson violent, le point de côté thoracique et l'expectoration rouillée de la pneumonie franche. Sans doute les déviations du type peuvent prêter à l'erreur; mais il en est de même pour toutes les maladies.

Les discussions soulevées par les chirurgiens s'expliquent par leur appel tardif au lit du malade. A ce moment les phénomènes du début sont oubliés ou ont été méconnus, et l'on a à se prononcer surtout sur la tuméfaction iliaque, avec état fébrile intermittent et troubles gastro-intestinaux. Dans la forme à marche lente où la collection purulente se développe insidieusement, le diagnostic devient encore parfois plus obscur. Au reste les discussions des chirurgiens portent moins, d'ordinaire, sur le diagnostic même de l'appendicite que sur la question de la présence ou de l'absence d'une collection purulente dans l'abdomen.

Mais dans les formes aiguës, à marche rapide, la difficulté n'existe que pour ceux qui, élevés dans l'idée de la typhlite classique, s'obstinent à chercher la tumeur allongée, cylindrique, représentant pour eux le cæcum enflammé, ou qui, trouvant une résistance douloureuse dans la fosse iliaque droite, ne veulent y voir que le cæcum rempli de matières fécales, et ne comprennent pas que dans l'immense majorité des cas il s'agit d'une péritonite limitée consécutive à une perforation appendiculaire.

Quant à la forme suraiguë, nous soutenons que le diagnostic est aussi simple que celui du pneumothorax; le tout est d'y songer comme pour la perforation pleurale. Toutes les fois que chez un enfant ou un adulte, jouissant habituellement d'une bonne santé, on constate les signes d'une péritonite aiguë, on doit penser à une perforation de l'appendice. Et si les signes de cette péritonite ont été précédés d'une crise violente de coliques avec point douloureux fixe dans la fosse iliaque droite, on doit affirmer l'appendicite perforante. Cette règle, du reste, n'a rien de bien nouveau, car, dès 1853, Forget disait déjà qu'en présence d'une péritonite primitive sans cause déterminante appréciable, « on devra considérer comme possible, sinon comme très probable, la perforation de l'appendice iléo-cæcal[1] ».

1. FORGET. De la péritonite par perforation de l'appendice iléo-cæcal. *Gaz. méd. de Strasbourg*, 1853, p. 321.

Il s'en faut cependant que des erreurs plus ou moins graves de diagnostic n'aient été et ne puissent encore être commises. Il importe de signaler les principales.

L'interprétation véritable des faits peut être faussée :

1. Par la crise douloureuse initiale;

2. Par les phénomènes de paralysie et d'obstruction intestinale;

3. Par les symptômes généraux ;

4. Par la tumeur.

Ceci représente à proprement parler le diagnostic différentiel de l'appendicite. Ces causes d'erreur évitées, et l'appendicite reconnue, il reste encore à préciser un point, qui est capital au point de vue du traitement, à savoir si l'appendicite est ou non perforante.

22. — La douleur.

Cette cause d'erreur n'appartient guère qu'aux deux ou trois premiers jours de la maladie. Elle est indifférente au chirurgien, qui n'est jamais témoin de cette première phase que nous avons nommée *appendiculaire*. Elle intéresse surtout le médecin qui, appelé soit au cours, soit au lendemain de la crise violente de coliques, doit se prononcer sur l'origine et la nature de cette crise.

La description que nous avons donnée de la colique appendiculaire permet de comprendre comment, faute d'attention, elle peut être confondue :

1° Avec une colique hépatique;

2° Avec une colique néphrétique;

3° Avec une indigestion;

4° Avec une crise douloureuse d'entéro-colite membraneuse.

Colique hépatique.

a). *Colique hépatique.* — Il est à coup sûr plus facile d'attribuer sur le papier des caractères différentiels aux phénomènes douloureux de la colique hépatique et de la colique appendiculaire que de reconnaître ces différences au lit du malade. Douleur paroxystique, vomissements, angoisse syncopale, facies grippé, les symptômes sont les mêmes dans les deux cas. Dans la crise hépatique, les douleurs sont plutôt stomacales, sous forme de constriction épigastrique, de crampes d'estomac, les vomissements sont plus fréquents, plus répétés. Dans la colique appendiculaire, la douleur est plutôt intestinale, sous-ombilicale ou péri-ombilicale; il n'y a généralement qu'un ou deux vomissements alimentaires. La douleur hépatique s'irradie en haut, vers l'épaule, en arrière vers la pointe de l'omoplate; la sensibilité est extrême sous le rebord costal, et le point fixe douloureux est au niveau de la vésicule biliaire. Dans la douleur appendiculaire, ces irradiations supérieures font défaut; les paroxysmes douloureux semblent converger vers l'ombilic et suivent le trajet du gros intestin; le point fixe est dans la fosse iliaque droite.

Mais, d'une part, si l'on assiste à la crise, il n'est pas facile, on le comprend, au milieu des souffrances où se tord le malade, de lui faire préciser ces nuances; d'autre part, la crise passée, rien n'étant plus malaisé que la description exacte d'une sensation douloureuse, il n'est pas plus facile d'obtenir de lui le détail de différences qui ne sont peut-être vraies, au reste, que théoriquement.

Donc, s'il s'agit d'une première crise de ce genre, et si tout se borne à la colique appendiculaire sans appendicite consécutive, on restera presque forcément dans le doute.

Si au contraire l'accès a été précédé d'autres crises analogues, le diagnostic s'établira en recherchant les phénomènes qui ont suivi quelqu'une de ces crises antérieures : teinte ictérique, troubles gastriques, dans le cas de lithiase biliaire, persistance, pendant quelques jours d'une douleur iliaque droite, dans le cas de colique appendiculaire. Il est rare en effet que les accès appendiculaires se répètent sans être suivis, une fois ou l'autre, d'un certain degré d'appendicite.

Lorsque la colique appendiculaire n'est que la première phase de l'inflammation aiguë de l'appendice, l'erreur ne saurait se prolonger; car la douleur iliaque, la constatation du point de Mac-Burney, la rigidité des muscles abdominaux au niveau du cæcum, doivent, dans les vingt-quatre heures, permettre d'être fixé sur la véritable nature des accidents.

Cholécystite calculeuse.

Il faut cependant savoir que la *cholécystite calculeuse*, tout en ayant son point douloureux maximum sous le rebord costal, peut provoquer des irradiations tout le long du côlon ascendant et, d'après Potain, avoir son retentissement jusque dans la fosse iliaque droite. Ces faits sont toutefois très rares et, comme le fait remarquer Maurin, la cholécystite calculeuse est une affection qui s'observe surtout dans la vieillesse, âge où l'appendicite devient au contraire exceptionnelle.

Colique néphrétique.

b). *Colique néphrétique.* — L'erreur est encore plus facile avec la colique néphrétique. Comme la colique appendiculaire, la douleur de celle-ci s'irradie en bas, vers l'aine et le testicule, et donne lieu souvent à des épreintes et à des besoins d'aller à la selle; comme la colique néphrétique, la colique appendiculaire peut provoquer la rétraction du testicule droit, des envies fréquentes d'uriner, un certain degré d'oligurie avec miction douloureuse. Nous avons connaissance d'un fait où l'erreur a été commise et maintenue avec un étrange aveuglement par une réunion de médecins et de chirurgiens distingués; le malade succomba le quatrième jour; l'autopsie locale montra une perforation appendiculaire avec péritonite suppurée. Mais de même que pour la colique hépatique, il n'est pas admissible, à moins de conditions absolument extraordinaires, que l'erreur se prolonge au delà de 24 heures quand l'appendicite fait suite à l'accès de colique. La localisation des signes dans la fosse iliaque droite ne doit pas permettre à un médecin attentif de se tromper plus longtemps sur le véritable diagnostic.

c). *Indigestion.* — Si la crise douloureuse initiale est d'une grande intensité, c'est aux coliques néphrétique ou hépatique qu'on est le plus enclin à conclure. Si la douleur abdominale est au contraire peu vive et se rapproche d'une simple colique intestinale, la confusion avec une indigestion est presque fatale. C'est en effet le plus souvent à la suite d'un repas copieux ou de quelque alimentation indigeste que l'appendicite éclate brusquement, et le premier effet de la douleur intestinale est de faire restituer au malade les aliments contenus dans l'estomac. En fait, c'est bien par une indigestion que s'ouvre la scène morbide ; le point délicat est de distinguer d'une indigestion simple cette indigestion symptomatique d'une affection parfois mortelle dans les 48 heures.

Indigestion.

Nous ne voyons pas, surtout chez l'enfant incapable de préciser le siège de ses sensations, le moyen d'éviter l'erreur dans les premiers moments. Mais les phénomènes d'une simple indigestion ne se prolongent pas d'ordinaire au delà de quelques heures. En voyant les accidents persister, la douleur se localiser à la pression, en même temps que le ventre se rétracte ou se ballonne, le facies se gripper, on devra songer à l'appendicite. Il ne faut pas surtout se laisser prendre à la période de calme apparent qui suit parfois la première crise appendiculaire et qui précède la perforation. En concluant trop vite de cette période d'accalmie à une indisposition sans gravité, on risque d'être cruellement détrompé en retrouvant, 24 heures après ce pronostic favorable, le malade avec tous les signes d'une péritonite généralisée.

d) Entéro-colite muco-membraneuse. — La colite

glaireuse ou membraneuse donne lieu souvent à des crises de coliques qui simulent la colique appendiculaire. Ici l'erreur peut être faite en deux sens : tantôt on croit à une appendicite qui n'existe pas, tantôt on diagnostique une colite muqueuse, alors qu'il s'agit d'une appendicite avec phénomènes d'atonie intestinale consécutive. L'erreur est d'autant plus facile que la brusquerie du début aussi bien que les causes occasionnelles, refroidissement, fatigue, écart de régime, constipation, sont les mêmes dans les deux cas. En outre, l'évolution générale de la colite avec ses crises intermittentes est fort analogue à celle de l'appendicite chronique avec ses rechutes successives. Enfin, on doit savoir que la colite glaireuse n'exclut pas l'appendicite, et que bien souvent elle lui préexiste et en favorise la production ; l'atonie musculaire et sécrétoire du gros intestin étant probablement, à notre avis, la cause la plus ordinaire de la formation des boulettes stercorales qui se déposent dans le cæcum.

Entéro-colite muqueuse.

Dans ces cas, c'est l'exploration attentive de l'abdomen, la recherche exacte et la localisation de la douleur qui permettront de se prononcer. Le point de Mac-Burney, s'accompagnant d'une contracture musculaire localisée au côté droit du ventre, succédant brusquement à une crise de coliques plus ou moins générales, n'appartient qu'à l'appendicite. Dans la colite, les douleurs sont et restent diffuses, et si elles tendent à se localiser ou à se concentrer en un point douloureux à la pression, c'est plutôt à gauche, au niveau du côlon descendant et de l'S iliaque que ce point fixe se constate.

La sensibilité générale de l'abdomen, les phénomènes de péritonisme, les selles glaireuses, le retentissement sur la vessie, une fièvre plus ou moins marquée, peuvent s'observer dans les deux affections.

Les épreintes avec selles sanguinolentes, ou mêlées de débris membraneux, le soulagement passager, mais complet, après cette expulsion de membranes ou à la suite d'un purgatif huileux amenant une débâcle de matières dures, se voient plutôt dans la colite.

e). — *Siège anormal de la douleur fixe.* La règle est que l'appendice se trouve dans la fosse iliaque droite et par suite que la douleur fixe et limitée, accusée par le malade et provoquée par la pression du doigt, occupe cette région. Mais nous savons que l'appendice, normalement ou par suite d'adhérences antérieures, peut subir diverses déviations qui le reportent tantôt à gauche, tantôt en arrière, tantôt en dedans contre le psoas iliaque.

Appendicite avec douleur à gauche.

Dans ces conditions, la déviation du point douloureux pourra encore créer des causes d'erreur. Routier a rapporté un cas où une appendicite suraiguë perforante débuta par une douleur brusque dans l'hypochondre gauche. La péritonite par perforation fut diagnostiquée ; mais on repoussa l'idée d'une appendicite en raison du siège de la douleur à gauche. Cependant l'autopsie montra l'appendice perforé à la pointe, avec une boulette fécale engagée à la partie moyenne.[1]. Fränkel, dans la discussion soulevée par Sonnenburg à la Société de Médecine interne de Berlin, dit avoir observé un cas où tous les phénomènes de l'appendicite se produisirent dans la fosse iliaque gauche, la droite étant absolument normale[2].

D'autre part, en cas de déviation postérieure, la douleur peut être rapportée à la région lombaire droite, surtout dans les cas d'appendicite subaiguë; on sera enclin alors à croire à une névralgie lombo-abdominale, ou à une périnéphrite.

Confusion avec la coxalgie.

Enfin Gibney a signalé, en particulier chez les enfants, la possibilité de confondre une pérityphlite avec une coxalgie[3]. Il rapporte un cas où le premier symptôme accusé a été une douleur dans la hanche droite. Dans cinq autres cas, l'attitude des malades était celle des coxalgiques : cuisse fléchie sur le bassin, bassin incliné à droite, lordose très marquée; dans ces différents cas, on constatait une tumeur dans la fosse iliaque droite, qui deux fois seulement suppura. Bien que Gibney admette l'existence d'une pérityphlite primitive, il n'est pas douteux qu'il ne s'agisse, dans les cas dont il parle, d'appendicite avec inflammation péri-appendiculaire; l'appendice étant dévié en dedans et en rapport direct avec le muscle psoas iliaque, dont la

1. Routier. De l'appendicite et de son traitement. *Semaine médicale*, août 1891.
2. Frankel. *Soc. méd. int. Berlin*, 5 janvier 1891.
3. Gibney. Perityphlitis in children illustrating points in the differential diagnosis of hip diseases. *Amer. journ. of med. sc.*, janv. 1881, p. 119.

contracture a amené la flexion douloureuse de la cuisse.

23. — Phénomènes d'étranglement interne.

L'appendicite perforante suraiguë peut simuler l'étranglement.

Les symptômes de parésie intestinale qui, dans les formes légères de l'appendicite, se réduisent à une constipation plus ou moins opiniâtre, atteignent parfois un tel degré d'intensité, quand la perforation se produit dans un péritoine parfaitement sain, que l'aspect du malade rappelle absolument celui d'un individu atteint d'étranglement interne.

La violence du choc abdominal amène immédiatement le collapsus avec refroidissement général, cyanose des extrémités et de la face, arrêt de la sécrétion urinaire et des matières intestinales. La paralysie de l'intestin est assez complète pour que ni selles ni gaz ne soient plus rendus par l'anus et que des vomissements fécaloïdes s'observent. Le ventre, plus ou moins tympanisé, est en général dur et tendu comme la peau d'un tambour.

Dans ces conditions qu'on ne rencontre que dans l'appendicite suraiguë avec péritonite généralisée, l'erreur a été souvent commise et la laparotomie pratiquée pour un étranglement interne.

Ransohoff a publié douze observations d'appendicite où les symptômes ont été uniquement ceux de l'étranglement. Hartley dit qu'il a vu deux cas où l'opération a été faite pour un étranglement, les phénomènes d'obstruction étant dus, en réalité, à une appendicite gangréneuse[1]. Peyrot a rapporté des cas analogues[2].

Au reste, cette confusion avec l'étranglement interne n'est pas spéciale à la péritonite appendiculaire. Toute péritonite par perforation, quelle que soit l'origine de la perforation, peut la produire, et l'analogie des symptômes est telle qu'elle a pu tromper des cliniciens de la valeur de Grisolle. Henrot, dans sa thèse sur les *pseudo-étranglements de l'intestin*, rapporte une observation du service de ce médecin où le diagnostic d'étranglement interne avait été fait. L'opération avait été décidée pour le lendemain par Jobert de Lamballe, quand le malade mourut dans la nuit. A l'autopsie on trouva une perforation de la vésicule biliaire et une péritonite généralisée.

L'erreur est de moindre conséquence aujourd'hui, puisque l'indication de la laparotomie est la même dans les deux cas. Cependant, comme il est toujours préférable de savoir ce qu'on fait, il n'est pas inutile d'essayer de préciser le diagnostic.

Le thermomètre ne peut servir au diagnostic.

Or, le principal caractère différentiel indiqué par les auteurs est l'état de la température. « La température, dit Peyrot, s'élève toujours dans la péritonite ; elle atteint souvent 39 et même 40 degrés. Dans l'étranglement, au contraire, la température s'abaisse, ou du moins ne dépasse pas la normale, et

1. Hartley. Appendicitis. *New York medical Record*, 16 août 1890.

2. Peyrot. De l'intervention chirurgicale dans l'obstruction intestinale. *Thèse d'agrégation de Paris*, 1880.

s'il y survient de l'hyperthermie, c'est qu'il y a eu complication de péritonite[1]. » Cela est vrai d'une manière générale; mais ce caractère est absolument illusoire dans le cas où précisément, par suite de l'intensité du choc abdominal, la péritonite par perforation ressemble le plus exactement à l'étranglement. Dans ces cas, non seulement il n'y a pas élévation de la température à 39 et 40 degrés, mais encore la température reste normale et peut même être abaissée au-dessous de la normale, comme nous en avons rapporté un exemple chez une jeune femme atteinte d'ulcère perforant de l'estomac[2].

Examen du ventre.

A notre avis, le vrai signe différentiel est fourni par l'examen du ventre. Dans l'étranglement, il y a toujours météorisme et ballonnement très prononcé. Dans les cas de péritonite suraiguë par perforation où les symptômes d'étranglement sont le plus marqués, le ventre n'est nullement ballonné; il est, au contraire, plutôt excavé, dur, tendu, rendu rigide par la contracture des muscles abdominaux.

Il existe cependant des cas où l'étude de la température acquiert une grande valeur et devient un bon moyen de diagnostic; c'est lorsque les symptômes d'obstruction coïncident avec une appendicite ayant donné lieu, non à une péritonite générale, mais à une péritonite localisée suppurée ou à un abcès. Dans ces conditions, soit que l'obstruction soit due à une parésie réflexe du gros intestin, soit qu'elle résulte de la compression exercée sur le

1. Peyrot. *Loc. cit.*, p. 43. Voir aussi Poupon. Pseudo-étranglement par péritonite primitive. *Th. Paris*, 1885.

2. Lecorché et Talamon. Études médicales, 1881, p. 238.

côlon par la collection purulente, l'existence d'une fièvre rémittente à exacerbations vespérales, rapprochée de la marche de la maladie, de son mode de début, de l'interrogatoire attentif du malade, doit permettre d'éviter l'erreur et de reconnaître la cause de l'obstruction.

Invagination iléo-cæcale.

Une des variétés de l'étranglement interne, l'invagination iléo-cæcale, pourrait tout particulièrement, d'après Reclus, être confondue avec l'appendicite. Elle donne lieu, en effet, à une douleur vive suivie d'une tuméfaction qui occupe souvent le flanc droit, à des troubles digestifs et péritonéaux, à des symptômes d'occlusion, qui rappellent la perforation de l'appendice. Reclus donne comme caractère différentiel de l'invagination, la douleur moins vive et plus localisée, la fièvre rare et moins prompte, les vomissements plus rebelles et plus tardifs, l'existence parfois de selles sanglantes, enfin le siège de la tuméfaction qui n'est pas absolument le même[1]. Ces caractères nous paraissent bien vagues. Il vaut mieux dire que l'invagination est une rareté et reconnaître qu'il est à peu près impossible de la diagnostiquer avec certitude.

24. — Les symptômes généraux.

Les symptômes fébriles, dans les formes aiguës, l'aspect cachectique, dans les formes subaiguës et chroniques, peuvent induire en erreur, dans

1 Reclus. Des Appendicites. *Rev. de chirurgie*, oct. 1891.

certains cas, et faire croire tantôt à une fièvre typhoïde, tantôt à une péritonite tuberculeuse.

A· *État fébrile.* — La fièvre est rarement très élevée dans l'appendicite. Il arrive cependant parfois qu'elle atteint dans les premiers jours 39 et 40 degrés pendant quelque temps. Rapprochée des troubles gastro-intestinaux, de la douleur de la fosse iliaque droite, de l'aspect prostré du malade, elle a pu faire conclure parfois à un début de fièvre typhoïde. Mais il faudrait un notable aveuglement pour persister dans ce diagnostic.

Confusion avec la fièvre typhoïde.

Même élevée au début, la fièvre ne dure pas et tombe au bout de deux à trois jours; en tout cas, la marche de la température est absolument irrégulière. La douleur iliaque dans la fièvre typhoïde n'offre jamais l'intensité de la douleur appendiculaire. Enfin les vomissements, comme symptôme initial de la fièvre typhoïde, sont exceptionnels.

Il faut un début aussi anormal que dans le cas rapporté par le Dr Kirkbride pour justifier l'erreur [1]. Il s'agit d'un jeune garçon qui fut pris assez brusquement de fièvre, de constipation et de douleur dans l'abdomen. On pensa d'abord à une fièvre typhoïde, le père de l'enfant relevant justement de cette maladie, et le médecin prescrivit du calomel, puis du citrate de magnésie, mais sans résultat. La douleur et la sensibilité à la pression de la fosse iliaque augmentèrent; il y avait un peu de météorisme. Des lavements purgatifs et une nouvelle dose de magnésie ne produisirent encore au-

1. Kirkbride, *Times and Register*, oct. 1891.

cune évacuation. Le cinquième jour, le malade vomit à plusieurs reprises. Le diagnostic d'appendicite, avec obstruction intestinale, parut évident au médecin traitant, à un deuxième confrère et à un chirurgien appelé en consultation. Une opération fut décidée.

Mais la famille s'y refusant, c'est alors que le Dr Kirkbride fut appelé, le septième jour. La température était de 37°,5, la respiration à 36, le pouls à 130. Le malade vomissait tout ce qu'il prenait et avait même eu des vomissements fécaloïdes. Après une injection hypodermique de morphine, puis de strychnine, un lavement purgatif, suivi de plusieurs doses de sulfate de magnésie, administrées d'heure en heure, amena une débâcle, après quoi l'enfant s'endormit tranquillement.

A partir de ce moment, la fièvre typhoïde reprit son cours régulier, avec la courbe ordinaire de la température et l'éruption de taches rosées caractéristiques.

L'appendicite à rechutes peut être prise pour une péritonite tuberculeuse.

B. *Aspect cachectique.* — Bien que l'appendicite subaiguë puisse donner lieu à l'erreur, quand la suppuration se fait insidieusement et sourdement avec accompagnement d'une fièvre rémittente à exaspérations vespérales, c'est surtout l'appendicite chronique à rechutes qui peut être prise pour une péritonite tuberculeuse. Nous connaissons un malade qui, ayant eu déjà deux crises d'appendicite aiguë, présenta à la troisième de tels symptômes de cachexie intestinale avec amaigrissement extrême, légère fièvre hectique, etc., que le médecin n'hésita pas à diagnostiquer une tuberculose entéro-péritonéale ; et si profonde était sa confiance en ce diagnostic qu'il trouva même, à un moment, des craquements secs au sommet de l'un des poumons. Le malade finit par se remettre au bout de de cinq à six mois. Il s'est marié, a des enfants, jouit d'une santé parfaite, et depuis douze ans n'a jamais eu le moindre symptôme qui pût faire croire à l'existence d'une tuberculose pulmonaire ou péritonéale.

L'appendicite à rechutes, surtout quand elle est en rapport avec la persistance au voisinage de l'appendice d'un petit clapier purulent, source d'infection putride, peut en effet reproduire une symptomatologie qui ne diffère guère de celle de la péritonite tuberculeuse chronique. C'est le même aspect général, avec amaigrissement, teint terreux du visage, facies abdominal; les mêmes accès fébriles à intermittences vespérales, les mêmes alternatives de diarrhée et de constipation avec ballonnement du ventre, les mêmes poussées aiguës avec nausées et vomissements. Un examen minutieux, un interrogatoire attentif, une observation prolongée du sujet, sont nécessaires pour arriver à se prononcer; et encore parfois est-il impossible de le faire avec certitude.

Rapports de l'appendicite avec la tuberculose.

C'est qu'en effet les deux choses, tuberculose et appendicite, peuvent coexister, et le fait n'est pas absolument rare. Il convient à ce point de vue de distinguer trois catégories de cas :

1° L'appendicite se produit par le mécanisme ordinaire, appendicite traumatique ou stercorale, chez un tuberculeux, à une période quelconque de sa tuberculose, sans qu'il y ait à proprement parler de lésion tuberculeuse de l'intestin.

2° L'appendicite est due à la propagation d'une entéro-colite tuberculeuse à la muqueuse appendiculaire, avec ulcération spécifique de cette muqueuse, et finalement perforation au niveau de l'ulcération. Ces cas sont exceptionnels et, jusqu'à présent, très peu d'observations de ce genre ont été publiées.

Typhlite tuberculeuse.

3° L'appendice n'est plus en cause; les lésions siègent dans le cæcum même; c'est bien exactement une typhlite tuberculeuse. L'inflammation ulcéreuse de la muqueuse a pour conséquence un épaississement des parois cæcales avec péritonite granuleuse limitée à la région, le tout formant une tumeur plus ou moins nettement délimitable dans la fosse iliaque droite. Cette tumeur, jointe à la durée de la maladie et à l'état cachectique du sujet, fait du reste plutôt penser à un cancer du cæcum qu'à une appendicite. Billroth a présenté à la Société impériale de médecine de Vienne un cas de ce genre, ayant donné lieu à des accidents d'obstruction; c'est le diagnostic du cancer qui avait été porté[1]. La même impression ressort des observations communiquées à la Société anatomique par MM. Pilliet, Hartmann et Broca[2]. Dans un des cas de Pilliet, l'autopsie a montré le cæcum réduit à une sorte d'ampoule, du volume d'une petite

1. Billroth. *Soc. imp. de Vienne*, 27 fév. 1891.
2. Pilliet et Hartmann. Note sur une variété de typhlite tuberculeuse simulant les cancers de la région. *Soc. anat.*, juillet et novembre 1891.

orange, à parois épaisses et rigides, interposée entre les deux intestins. Il n'y avait plus trace de valvule iléo-cæcale, et l'appendice n'était représenté que par une très petite cavité latérale en doigt de gant. Au pourtour du cæcum on trouvait un grand nombre de ganglions caséeux du volume d'une lentille à celui d'une noisette.

Ce que met surtout bien en lumière le travail de Pilliet et Hartmann, c'est l'aspect spécial de cette forme de typhlite tuberculeuse. Les lésions ne ressemblent pas aux ulcérations bacillaires ordinaires. Il y a un véritable bourgeonnement avec hypertrophie de la muqueuse qui cache en partie les surfaces ulcérées; c'est une sorte d'état villeux, papillomateux, qu'on retrouve dans certains cas de phtisie laryngée et qui, à l'œil nu, éveille l'idée de cancer. Mais le microscope montre les lésions histologiques de la tuberculose.

Au reste, il ne faut pas croire que toutes les typhlites tuberculeuses répondent à ce type; il s'agit évidemment là d'un processus chronique à évolution très lente. Dans d'autres cas, à marche plus rapide, l'ulcération tend à la perforation des parois cæcales, et il en résulte une véritable pérityphlite suppurée, comme chez le malade observé par M. Duguet[1]. En pareille occurrence, si la tuberculose est localisée au cæcum, s'il n'existe pas de signes de phtisie pulmonaire, l'erreur est bien difficile à éviter et le diagnostic méconnaîtra presque

1. Duguet. Typhlite phlegmoneuse dans un cas d'entérite tuberculeuse. *Gaz. méd. de Paris*, 1870.

nécessairement la nature spécifique de la suppuration péri-cæcale.

Il faut rapprocher de l'appendicite tuberculeuse les cas encore plus exceptionnels d'appendicite *actinomycosique*, comme celui que Ransom a communiqué récemment à la Société médico-chirurgicale de Londres. Le diagnostic ne pourra être fait qu'après incision de l'abcès, et par la constatation dans le pus des grains caractéristiques formés par les colonies d'actinomycètes[1].

25. — La tumeur.

Je doute que, dans l'appendicite aiguë avec péritonite limitée, la tumeur puisse induire en erreur si la maladie a été suivie dès le début. Une erreur ne paraît possible que chez la femme, comme nous le dirons tout à l'heure, ou bien si le médecin appelé tardivement se trouve en présence du fait accompli, sans renseignements ou avec des anamnestiques insuffisants ou trompeurs.

C'est surtout dans l'appendicite subaiguë que, d'une part, la marche lente, insidieuse et irrégulière de l'affection, de l'autre, la localisation anormale de la collection purulente due à quelqu'une des déviations de l'appendice, peuvent produire des confusions, du reste facilement explicables.

a) Nous ne reviendrons pas sur ce que nous Cancer.

1. Ransom. *Royal med. and chir. Society*. London, 10 avril 1891.

du cæcum. avons dit de la *tuberculose cæcale* ou appendiculaire. Mais le *cancer* de la valvule de Bauhin produit parfois des accidents qui en imposent pour une appendicite subaiguë, surtout quand il se complique, comme cela arrive parfois, d'une perforation progressive des parois intestinales et de formation au pourtour du cæcum de foyers purulents avec pus fécaloïde. A une période avancée du cancer, la cachexie et l'anémie cancéreuse, très prononcées d'ordinaire dans les tumeurs malignes de la valvule, permettront de reconnaître ou du moins de soupçonner la lésion organique derrière la complication purulente[1]. Mais si cette complication survient dans les premières phases de l'affection cancéreuse, l'erreur sera bien difficilement évitée.

La réciproque, d'ailleurs, est aussi possible. Une appendicite subaiguë avec péritonite adhésive péri-appendiculaire, sans suppuration, survenant chez un homme qui a passé la quarantaine, peut donner lieu à des symptômes d'amaigrissement, d'asthénie et d'anémie générale qui, joints à la constatation d'un empâtement plus ou moins bien limité dans la fosse iliaque droite et à la rareté de l'appendicite, passé 40 à 45 ans, feront presque nécessairement pencher le diagnostic en faveur d'une production maligne de la valvule iléo-cæcale.

Il est impossible de donner des règles précises

1. Macquet. Cancer du cæcum avec rétrécissement du côlon. Abcès de la fosse iliaque ouvert dans la région fessière. Soc. anat., 1846, p. 153.

pour trancher la question en pareil cas. Comme pour l'appendicite tuberculeuse, c'est surtout affaire d'observation attentive, minutieuse et prolongée, et aussi de flair et d'habileté cliniques.

Les erreurs dues au siège anormal de l'abcès sont de deux ordres : les unes, communes aux deux sexes, tiennent à la déviation verticale, si fréquente, de l'appendice en arrière du cæcum ; les autres, propres à la femme, dépendent de la direction du diverticule en bas et en dedans vers le petit bassin.

Nous rappellerons seulement pour mémoire les cas où l'appendice se trouve inclus dans un *sac herniaire* (Shaw), et ceux non moins exceptionnels où l'abcès péri-appendiculaire se développe dans le *scrotum* (Thurmann, Monks).

Erreurs dues à la déviation rétro-cæcale de l'appendice.

b) La *déviation en haut et en arrière* a pour conséquence la formation d'une collection purulente dans la région lombaire. D'où la confusion possible avec un *accès périnéphrétique*. On donne comme signes différentiels : la tendance de l'abcès périrénal à faire saillie en arrière, l'œdème de la région dorsale, et l'absence de pus ou d'albumine dans l'urine. C'est là un diagnostic de cabinet. Dans nombre de cas de périnéphrite, il n'existe aucune modification des urines. D'autre part, l'abcès rétro-cæcal peut produire l'œdème de la région dorsale et tendre à proéminer en arrière, puisque parfois, abandonné à lui-même, il s'ouvre dans la région lombaire et y laisse une fistule permanente[1].

1. Meding. Fistule lombaire communiquant avec le cæcum,

La vérité est qu'ici encore une exacte interprétation des commémoratifs peut seule faire diagnostiquer l'origine du pus. Mais nous sommes très porté à croire qu'un certain nombre d'abcès de la région dorso-lombaire sont diagnostiqués et ouverts comme abcès périnéphrétiques, sans qu'on soulève même la question de leur origine appendiculaire.

Quand l'appendice remonte très haut en arrière du gros intestin, ou bien quand l'inflammation se propage très rapidement vers la région sous-hépatique, une conséquence plus rare de cette déviation postérieure est de détourner l'attention vers une affection du foie ou de la vésicule biliaire. L'observation suivante de W. Keen est instructive à cet égard; elle montre en même temps les dangers d'une intervention hâtive; il est probable qu'en patientant on eût évité une laparotomie inutile et que les symptômes se seraient localisés vers la région lombaire.

Observation. Une jeune femme de trente ans est prise brusquement d'une violente douleur au-dessous du rebord costal droit. Le lendemain ou le surlendemain, un de ses enfants la heurte accidentellement dans cette même région en produisant une vive souffrance. Cinq jours après, les douleurs deviennent extrêmement vives et la malade tombe dans un tel état de collapsus que son médecin crut qu'elle allait mourir. La température était au-dessous de 36 degrès. Une stimulation énergique la ranima, mais la douleur persista aussi intense. Une nouvelle

survenue à la suite d'inflammation et de suppuration des parties voisines; guérison. *Arch. gén. de méd.*, 1842.

crise de collapsus se produisit le huitième jour, avec refroidissement des extrémités; c'est alors que le docteur Keen fut appelé en consultation.

La cuisse était fléchie, le côté droit de l'abdomen extrêmement sensible, avec tension extrême des muscles; le plus léger attouchement produisait une vive douleur. Du côté gauche une pression modérée était bien supportée. La douleur siégeait exactement au-dessous du bord inférieur du foie, diminuant progressivement vers la fosse iliaque. Rien du côté de l'utérus et des annexes. On décida une laparotomie exploratrice pour le lendemain, le diagnostic hésitant entre une appendicite et une affection indéterminée du foie ou de la vésicule biliaire.

A l'ouverture de l'abdomen, on vit le bord gauche du foie adhérant au côlon par des adhérences récentes et le péritoine pariétal fortement injecté à ce niveau. La vésicule biliaire était normale, le rein aussi; on ne put découvrir aucune trace d'abcès ni aucune cause d'inflammation. La région iliaque droite et le cæcum ne présentaient aucune lésion; mais l'appendice ne put être trouvé. Les intestins était normaux aussi bien que l'utérus et l'ovaire. Il y avait une grande accumulation de sérosité dans le flanc droit. L'abdomen fut lavé à l'eau chaude et refermé sans qu'on eût pu découvrir la cause des accidents. La malade mourut quatre jours après l'opération.

L'autopsie montra une appendicite perforante. L'appendice, long de trois pouces, remontait directement en arrière du cæcum et du côlon, appliqué contre les parois du gros intestin, entre les deux lames du méso-côlon. Son extrémité était perforée, et communiquait avec un petit abcès contenant à peine une cuillerée de pus mélangé de quelques matières fécales[1].

Appendicite chez la femme.

c) La déviation de l'appendice en bas et en dedans explique les difficultés du diagnostic *de l'appendicite chez la femme*. En descendant dans le petit bassin, le diverticule se met en rapport direct soit avec les trompes et en particulier la droite, soit avec l'utérus ou le vagin. Les péritonites enkystées qui résultent de la perforation de l'appendice dans cette position se confondent donc avec les conséquences des lésions de la matrice ou de ses annexes. Si l'on ajoute à cela que l'appendicite passe pour relativement rare dans le sexe féminin; si l'on songe à la tendance naturelle qu'a le médecin à attribuer à quelque altération des organes génitaux tous les phénomènes douloureux ou inflammatoires que présente la femme du côté de son bas-ventre, on reconnaîtra que l'erreur doit être facile; et peut-être le docteur Ashby, de Baltimore, n'a-t-il pas tout à fait tort quand il soutient que l'appendicite ne paraît si rare chez la femme, que parce qu'elle est méconnue.

Richelot, en insistant sur cette difficulté du diagnostic dans la discussion soulevée l'an dernier à la Société de chirurgie, a rapporté à l'appui l'observation suivante :

Une femme entre dans son service avec tous les signes d'une salpingite ou du moins d'une lésion

1. W. Keen. Philadelphia medical Society, 28 sept. 1891

des annexes, sensibilité au toucher, tuméfaction donnant au toucher vaginal la sensation d'une trompe dilatée et enflammée, douleurs vives, gène de la marche. On pratique la laparotomie, et on trouve l'appendice augmenté de volume et adhérent à l'ovaire et à la trompe droite. L'appendice fut isolé et réséqué, il contenait un petit abcès pariétal, mais pas de corps étranger. L'ovaire gauche était kystique. Cette fusion intime dans certains cas de l'appendice avec les annexes tubo-ovariennes n'est guère faite, on le comprend, pour faciliter la distinction entre les lésions des deux organes[1].

C'est avec le pyosalpinx que la confusion doit être faite sans doute le plus souvent. Mais les deux observations de Burke prouvent que l'hématocèle peut être aussi une cause d'erreur. Dans un des cas, il s'agissait d'une hématocèle mortelle en 48 heures, et on avait porté le diagnostic d'appendicite perforante. Dans le second, on diagnostiqua une hématocèle, et l'autopsie montra un appendice perforé avec un utérus gravide[2]. Il est bon de signaler à ce propos que le début d'une appendicite chez la femme coïncide souvent avec la suppression brusque des règles.

La coïncidence d'une grossesse n'est pas faite pour faciliter le diagnostic. Oppenheimer a observé une femme qui, au septième mois de sa grossesse, fut prise de vomissements bilieux, de fièvre irrégulière, de gonflement de la rate, sans douleur bien

Appendicite dans la grossesse.

1. Richelot. *Bull. Soc. chirurgie*, 15 oct. 1890.
2. Burke. *New York med. Record*, 1880.

marquée du ventre, ni tumeur appréciable de la fosse iliaque. Trois jours après, elle accoucha d'un enfant qui mourut peu de jours après. La fièvre persista; puis, au bout de quelques jours, apparut dans le flanc droit une tumeur volumineuse de la grosseur d'une tête d'enfant. On crut à une tumeur d'origine rénale. La malade succomba rapidement. A l'autopsie, on trouva une appendicite stercorale perforante; l'appendice siégeait en arrière du cæcum, et la perforation s'était faite dans le tissu rétro-cæcal; l'abcès formé fusait le long du rein et avait gagné entre les deux feuillets du mésentère l'espace rétro-péritonéal; il y avait des abcès métastatiques dans le foie et dans la rate[1].

Une observation de Welch est à rapprocher de ces faits. Elle est en outre intéressante par ce détail que l'examen bactériologique du liquide retiré par la ponction permit de poser le diagnostic de perforation appendiculaire. Il s'agit d'une femme chez laquelle on avait diagnostiqué une grossesse extra-utérine tubaire. Trois semaines après son entrée à l'hôpital, le sac se rompit dans le péritoine et il y eut une hémorrhagie profuse. Or le le liquide sanglant retiré du péritoine avec une aiguille stérilisée donna une culture pure du bacterium coli commune. On en conclut qu'il devait y avoir une perforation intestinale. Il n'existait d'ail-

1. Oppenheimer. Discussion à la Soc. de méd. int. de Berlin. *Berlin. Klin. Woch.*, mai 1891. — Voir aussi un cas d'appendicite perforante avec péritonite diffuse mortelle chez une femme enceinte de trois mois. (*New York medical Record*, 23 janv. 1892.

leurs aucun autre signe qui pût faire soupçonner une appendicite. On tenta la laparotomie, mais la malade succomba pendant l'opération. A l'autopsie, on trouva une appendicite avec péritonite généralisée. Il y avait eu grossesse tubaire du côté droit avec rupture du sac auquel adhérait l'appendice perforé[1].

28. — Diagnostic des formes de l'appendicite.

Les causes d'erreur écartées et l'appendicite reconnue, il reste encore à diagnostiquer un point important, c'est la forme même de l'inflammation appendiculaire; est-elle pariétale ou péritonéale, fibrineuse ou purulente, simple ou perforante? Nous avons vu que le pronostic découlait presque tout entier de cette constatation. Il en est de même du traitement.

Le problème, en somme, se résume dans ces deux questions :

Peut-on dire si une appendicite *sera* perforante?

Peut-on reconnaître si une appendicite *est* perforante?

Peut-on dire si une appendicite sera ou non perforante?

A. — La première question se pose au début même de l'affection. Il faut bien avouer qu'elle est à peu près insoluble. Il n'est qu'une forme d'ap-

1. WELCH. *New York med. Record*, décembre 1891. — Voir aussi le cas rapporté par Harrington (*Boston med. and surg. Journ.*, 10 décembre 1891), où la déviation fit croire à une tumeur de l'ovaire.

pendicite où l'on puisse prévoir d'emblée l'évolution de la crise appendiculaire, c'est l'appendicite chronique à rechutes. Encore convient-il d'ajouter que ce n'est qu'à la troisième ou quatrième rechute qu'on peut se prononcer avec quelque confiance, la perforation étant de moins en moins probable à mesure que les crises se répètent plus fréquemment. Il faut aussi se souvenir que la perforation peut s'être produite à la première ou deuxième attaque, donnant lieu simplement à un petit abcès enkysté, et que les rechutes ultérieures sont dues à des poussées inflammatoires au voisinage de cet abcès.

Mais dans les autres variétés d'appendicite, sur quoi se baser pour préjuger le mode de terminaison de la crise? La perforation n'est jamais immédiate, nous avons suffisamment insisté sur ce point. Elle est toujours précédée de ce que nous avons appelé la phase appendiculaire, pendant laquelle se fait le travail inflammatoire qui aboutit ou non à la rupture de l'appendice. Cette phase dure 24, 48, 72 heures. Pendant tout ce temps, il est impossible de se prononcer. Ni la brusquerie du début, ni le caractère ou l'intensité des douleurs, ni la présence ou l'absence de fièvre, ne permettent de conclure dans un sens ou dans l'autre. Car les symptômes les plus aigus peuvent céder à des sangsues, à une piqûre de morphine, sans que l'inflammation dépasse les parois de l'appendice; et, d'autre part, la phase appendiculaire peut être assez sourde, assez peu douloureuse, pour que les signes de la péritonite par perforation semblent les premiers indices du mal.

Au reste, cette réserve nécessaire n'a aucune importance pratique, en dehors de quelques cas exceptionnels, comme en ont publié certains chirurgiens américains. En général, le malade ne consulte pas le médecin au début d'une appendicite; il se croit atteint de simples coliques ou d'une indigestion; d'ordinaire, il s'administre un purgatif de sa propre autorité, et ce n'est qu'au bout de deux à trois jours que, voyant la douleur persister ou s'aggraver, il se décide à faire venir le médecin.

La perforation existe-t-elle ou non?

B. — En réalité, la vraie difficulté se réduit à savoir si la perforation existe ou non. Or, on peut dire qu'au troisième ou au quatrième jour, dans l'immense majorité des cas, cette difficulté existe à peine.

Ou bien, à ce moment, on constate les signes d'une péritonite aiguë, générale ou partielle, ou bien on ne les constate pas.

Les signes de la péritonite font défaut.

Si on ne les constate pas, c'est-à-dire s'il n'y a ni douleur extrême du ventre à la pression, ni tympanisme, ni vomissements répétés, ni hoquet, ni facies grippé, ni fièvre vive, il y a bien des raisons de croire, au moins cinquante fois sur cent, que l'appendicite est et restera simplement pariétale.

Il y a cependant des cas où, les signes de péritonite aiguë faisant défaut, la perforation ne s'en est pas moins produite, soit dans un espace très restreint, limité par des adhérences, soit dans le tissu cellulaire extra-péritonéal.

Ici, c'est l'exploration attentive de la fosse iliaque qui peut seule permettre de se prononcer, et souvent la rétraction et la tension des muscles abdominaux rendent cette exploration très difficile. On perçoit pourtant en général un empâtement plus ou moins net, soit dans la profondeur de la fosse iliaque, soit en haut et en dehors, au-dessus de l'épine iliaque antéro-supérieure. Ce dernier siège, rapproché de l'absence de phénomènes péritonéaux et de l'obscurité des symptômes généraux ou fonctionnels, doit faire diagnostiquer une perforation dans le tissu cellulaire rétro-cæcal. Il faut prendre garde dans ce cas à la tendance, entretenue par l'idée classique de la typhlite stercorale, à attribuer cet empâtement allongé au simple engorgement fécal du cæcum.

Il y a péritonite diffuse ou partielle.

Si les signes d'une péritonite aiguë, générale ou partielle, existent, il n'y a guère à hésiter. La péritonite diffuse est en général en rapport avec la forme perforante suraiguë. On voit parfois, il est vrai, les symptômes d'une péritonite, généralisée d'abord, se localiser au bout de quelques jours dans la fosse iliaque droite; mais cela peut être considéré comme un fait exceptionnel.

Si la péritonite est partielle et localisée au flanc droit, une nouvelle question se pose : l'inflammation est-elle simplement fibrineuse ou d'emblée purulente? Y a-t-il ou non une collection de pus?

La péritonite partielle est-elle ou non suppurée?

Nous croyons qu'il est à peu près impossible de se prononcer avec certitude pendant la première semaine. Sans doute, quand les signes locaux sont très marqués, que l'état général est très grave, que la fièvre atteint 39 et 40 et persiste à ce degré, on peut penser qu'il y a perforation avec purulence nécessaire de l'épanchement péritonéal. Mais, sans parler des cas de pseudo-péritonite ou de péritonisme local, qui peuvent déjà causer de graves erreurs, la péritonite simplement fibrineuse peut parfaitement, au moins pendant quelques jours, donner lieu à des accidents aussi sérieux qu'une péritonite d'emblée purulente.

Peu importe si l'on est partisan de l'intervention chirurgicale précoce dans tous les cas. Mais si l'on n'admet l'opération que pour la pérityphlite suppurée, il est nécessaire d'être fixé sur la présence du pus.

Diagnostic de la présence du pus.

Impossible de se contenter des signes qui faisaient diagnostiquer la suppuration aux anciens chirurgiens, douleur locale plus vive et pulsative, tumeur fluctuante, accès de fièvre intermittente. Ces signes indiquent bien plutôt l'infection commençante de l'organisme que le processus de suppuration proprement dit. Attendre jusque-là, c'est laisser le malade exposé à tous les dangers qui menaçaient autrefois les sujets atteints de pérityphlite et qui ont fait préconiser l'intervention rapide. Il est certain que le pus existe parfois dans l'appendicite perforante dès les quarante-huit premières heures. Il ne s'agit donc pas d'attendre jusqu'à la troisième et quatrième semaine que la présence du foyer purulent ne soit plus contestable aux yeux du médecin le moins exercé, mais de s'assurer le plus tôt possible de l'existence de ce foyer pour l'évacuer promptement au dehors, en raison de l'axiome antique : *Ubi pus, ibi evacua*.

La ponction exploratrice.

Les Américains ont beaucoup recommandé *la ponction exploratrice*; Furbringer, Renvers, en

Allemagne, s'en déclarent aussi partisans comme moyen diagnostique et la jugent sans dangers. Treves en combat au contraire énergiquement l'emploi, et Roux, de Lausanne, la proscrit de même, « parce que, dit-il, cette ponction est *quelquefois dangereuse, très souvent sans résultat, et toujours inutile* ».

Nous sommes absolument de l'avis de Treves et de Roux. Nous ne comprenons pas que la ponction puisse paraître inoffensive à Furbringer. Qu'on songe qu'il s'agit d'enfoncer, et parfois à trois et quatre reprises, une aiguille à dix ou douze centimètres de profondeur dans la cavité abdominale, de la pousser à l'aveugle en différentes directions dans une région où se trouvent les vaisseaux iliaques, l'uretère, le cæcum et des anses intestinales déplacées et extérieurement enflammées. Il n'est déjà pas sans danger de ponctionner un intestin simplement météorisé; comment admettre que la ponction d'un intestin dont les parois sont enflammées et ramollies soit absolument inoffensive? Si l'aiguille pénètre dans le cæcum ou dans l'appendice distendu, ne peut-elle déterminer une perforation qui n'existe pas encore et qui ne se serait peut-être pas produite? D'autre part, qu'on suppose l'aiguille, après avoir traversé le foyer inflammatoire, s'enfonçant plus profondément, soit dans la paroi des vaisseaux iliaques, soit même simplement dans le tissu cellulaire sous-péritonéal. Ne peut-elle inoculer dans ces points les germes dont elle s'est infectée en traversant le foyer morbide, et voit-on les conséquences possibles d'une semblable inoculation?

Inutile et dangereuse.

Si du moins la ponction exploratrice fournissait des renseignements certains et indiscutables! Mais une ponction négative ne prouve pas l'absence du pus. Il est bien évident que, si l'on emploie ce moyen, c'est que le cas est douteux, l'abcès dès lors très limité, ou profondément situé. Malgré trois, quatre explorations, l'aiguille peut ne pas tomber sur le foyer. Ceci n'est pas une hypothèse faite à plaisir. Nous pouvons citer une observation de Bull, partisan de la ponction exploratrice, chirurgien habile et très familier avec les lésions péri-appendiculaires, où plusieurs ponctions ne donnèrent aucun résultat; et cependant l'incision pratiquée immédiatement après n'évacua pas moins de 100 à 120 grammes de pus.

D'autre part, dans nombre de cas cités à l'appui, la ponction était au moins inutile; car l'incision, faite aussitôt après que l'aiguille eut démontré la présence du pus, a donné issue à une si grande quantité de liquide purulent, qu'on peut hardiment affirmer qu'un examen attentif du malade aurait suffi à découvrir la suppuration sans trocart explorateur.

Nous ne pouvons donc que souscrire au jugement de Roux, de Lausanne, « la ponction est quelquefois dangereuse, très souvent sans résultat et toujours inutile ».

Le signe de Roux

Ce chirurgien indique une autre moyen de diagnostic qui ne l'aurait jamais trompé. « Si, dit-il, le cæcum étant démontré vide de matières fécales, soit par l'existence de selles spontanées, soit à la suite de purgatifs ou de lavements, on constate au niveau de cette partie du gros intestin une sensation de résistance mollasse, comparable à celle que donnerait un cylindre de carton très mou et trempé dans l'eau chaude, on peut garantir qu'il existe du pus. Cette résistance spéciale, accompagnée parfois d'une légère submatité, est en rapport avec l'infiltration inflammatoire des parois cæcales, infiltration qui les rend quelque peu rigides et, en tout cas, palpables[1]. »

Nous ne saurions discuter la valeur diagnostique de ce signe; il nous semble cependant qu'une simple inflammation plastique, non suppurative, pourrait peut-être déterminer la même infiltration et, par suite, donner à la palpation une sensation analogue.

En fait, dans les formes aiguës à évolution franche, c'est la marche même de la maladie attentivement suivie qui donne les renseignements les plus sûrs. L'intensité extrême des symptômes de péritonite locale peut dans certains cas faire *prévoir* ou *soupçonner* la suppuration dès les quatre ou cinq premiers jours; mais, même dans ces cas, il serait, je crois, téméraire *d'affirmer* que l'inflammation ne se terminera pas par résolution.

Détente du huitième jour dans les formes aiguës franches.

En général, on ne pourra se prononcer avec quelque certitude que passé le septième ou le huitième jour. A ce moment, il s'est produit une détente dans les phénomènes généraux et fébriles. Cette détente est complète et définitive, au moins pour quelque temps, quand l'inflammation est

1. Roux. *Rev. méd. de la Suisse romande*, avril 1890

simplement fibrineuse : la fièvre est tombée, l'état général va s'améliorant chaque jour. Si au contraire la péritonite est suppurée, la détente est incomplète ; la fièvre persiste, non plus élevée et continue comme dans les premiers jours, mais irrégulière, normale le matin, montant seulement à 38°,6, 39 le soir. s'accompagnant d'un malaise général, d'une agitation, qui peuvent se calmer dans la matinée, mais qui reprennent dans la soirée ou la nuit. Aussi convient-il de suivre de près les malades, de les examiner plusieurs fois par jour, non seulement pour noter ces variations de l'état fébrile, mais pour apprécier les modifications présentées par les phénomènes locaux, l'augmentation de la tumeur, la tendance possible à l'extension de la péritonite.

Passé le huitième jour, on doit penser que ces symptômes d'aggravation sont en rapport avec la présence d'un épanchement purulent, et dans les formes franchement aiguës, on ne tarde pas en effet à voir la température remonter de nouveau vers le dixième et douzième jour, et cette nouvelle ascension ne permet pas de douter de la suppuration.

Cas obscurs.

Mais il ne faut pas oublier que la purulence peut exister sans grand mouvement fébrile, et même chez des malades absolument apyrétiques, que les signes de péritonite peuvent être à peine marqués, qu'il existe en un mot des cas à évolution anormale répondant aux formes que nous avons classées sous le nom d'appendicite subaiguë. Il est bien rare ici que le diagnostic puisse être fait de bonne heure ; aucune règle d'ailleurs ne pourrait être formulée; on se fondera surtout, pour admettre l'existence d'une collection de pus, d'une part, sur la constatation d'un empâtement profond plus ou moins bien dessiné, de l'autre, sur le mauvais état général du sujet, sur son aspect cachectique, sur la tendance aux accès fébriles intermittents ou rémittents, etc.

VI

LE TRAITEMENT

Tant que l'appendicite s'est appelée typhlite, tant qu'on a cru que les lésions siégeaient dans le cæcum, le traitement est resté presque exclusivement médical. Et il ne pouvait en être autrement; on ne pouvait évidemment songer à inciser le gros intestin. Le chirurgien n'intervenait que la main forcée pour ainsi dire, quand le pus collecté, après des ravages internes plus ou moins étendus, venait pointer sous la peau en quelque partie de la paroi abdominale, c'est-à-dire le plus souvent trop tard, pour sauver le malade.

Incision précoce recommandée dès 1856.

Déjà cependant, il y a 35 ans, un chirurgien américain, le docteur Lewis, de New-York préconisait l'incision précoce[1]. Réunissant 47 cas de pérityphlite suppurée, traités par les moyens ordinaires, il ne relevait qu'une guérison. Il en concluait avec logique que ces moyens étaient insuffisants, qu'il ne fallait pas attendre que le pus vînt se collecter sous la main pour intervenir, et qu'on devait lui donner issue dès qu'on pouvait en soupçonner la présence dans la fosse iliaque.

1. Lewis. *New York journ. of med.*, 1856, p. 328.

Vingt ans plus tard, en 1875, un autre chirurgien de New-York, Gouley, soutenait la même opinion. Il insistait sur la nécessité d'ouvrir de bonne heure l'abcès pour prévenir sa rupture dans la cavité péritonéale ou au dehors. L'incision doit être faite, disait-il, dès que les symptômes deviennent menaçants, et il n'est pas nécessaire de percevoir la fluctuation pour agir; on peut inciser dès le septième ou huitième jour. Et à l'appui de cette manière de faire, il donnait une statistique de 25 cas de typhlite traités par l'incision précoce tant en Amérique qu'en Angleterre; le nombre des guérisons était de 17 pour 8 morts[1].

La connaissance plus précise des causes et du siège de la suppuration, la notion de l'appendicite perforante, devaient naturellement encourager la chirurgie dans cette voie. Nous avons vu que, dès 1827, dans son remarquable mémoire sur les maladies de l'appendice, Mélier prévoyait déjà le rôle de l'intervention chirurgicale dans le traitement des inflammations appendiculaires. « S'il était possible, dit-il, d'établir d'une manière certaine le diagnostic de ces affections, on concevrait la possibilité d'en débarrasser les malades au moyen d'une opération. On arrivera peut-être un jour à ce résultat. »

Excès de la chirurgie américaine.

La prévision de Mélier se trouve aujourd'hui réalisée; on peut même dire qu'elle est dépassée; car, après avoir été si longtemps d'une réserve qui touchait à la timidité, les chirurgiens en sont

1. Gouley. *New York Academy of med.* 3 février 1875.

arrivés à un tel degré d'audacieuse confiance que certains — et en particulier les Américains — ne se donnent même plus la peine de poser et de peser les indications opératoires et ne reconnaissent d'autre traitement de l'appendicite que l'incision immédiate.

Réaction médicale.

Il y a là un excès qui appelle fatalement une réaction. Aux statistiques triomphantes des chirurgiens, les médecins ont répondu par des statistiques non moins décisives, où l'on voit par exemple que, sur 100 cas catalogués typhlite et pérityphlite, le traitement purement médical donne 96 guérisons et seulement 4 morts (Guttmann). Nous ne croyons pas que la question puisse se résoudre à coups de statistiques; car on ne sait jamais de quoi une statistique est faite. Mais devant de pareils chiffres, si large qu'on admette la proportion des erreurs de diagnostic et des guérisons incomplètes, il faut bien conclure cependant que les moyens médicaux, ou, si l'on veut, l'expectation, ne sont pas absolument sans effets utiles, que le bistouri n'est pas toujours l'*ultima ratio*, et que dès lors on peut au moins essayer, dans nombre de cas, une thérapeutique moins sanglante.

Ceci revient à dire qu'il existe diverses formes d'appendicite, nous pensons l'avoir suffisamment montré, et que le premier devoir du médecin est de tenter d'en préciser le diagnostic. A en juger pourtant par les nombreuses discussions soulevées dans les diverses sociétés françaises et étrangères, les chirurgiens, ne tenant compte que des faits où leur intervention est réclamée, ne semblent vouloir admettre que l'appendicite perforante avec péritonite ou suppuration. Le raisonnement nous paraît aussi juste que si, des bons résultats obtenus par la pleurotomie dans les cas de pleurésie purulente, on concluait que toute pleurésie est nécessairement suppurée et que le seul traitement de l'inflammation pleurale est l'incision de la partie thoracique.

27. — Traitement médical.

Nous avons dit que les appendicites peuvent se diviser en médicales et chirurgicales. Les appendicites proprement *médicales* comprennent les formes où l'inflammation se limite aux parois de l'appendice ou gagne par propagation la séreuse péritonéale dans une certaine étendue, c'est-à-dire la colique appendiculaire, l'appendicite pariétale simple et l'appendicite avec poussée aiguë de péritonite fibrineuse partielle.

Le traitement de ces diverses variétés ne peut comporter aucune discussion. Il est et doit rester purement médical.

Il se réduit d'ailleurs à l'emploi de quelques moyens très simples : les calmants, les évacuants, les antiphlogistiques locaux; on peut y ajouter les antiseptiques intestinaux.

Calmants. L'indication dans la colique appendiculaire est la même que dans la colique hépatique ou néphrétique : calmer la douleur qui est due à la même cause que dans la lithiase rénale ou biliaire, la contraction douloureuse d'un conduit musculo-sensible sur un corps étranger. L'injection sous-cutanée d'un demi ou d'un centigramme de chlorhydrate de morphine répond à cette indication. En calmant en effet la douleur, elle supprime ou diminue le spasme musculaire et les conséquences de l'irritation réflexe partie de l'appendice; et, d'autre part, en supprimant le spasme, elle peut faciliter la sortie, ou plutôt la rentrée du calcul stercoral dans le cæcum.

On appliquera en même temps sur le ventre de grands cataplasmes chauds arrosés de laudanum.

S'il existe des nausées, des envies de vomir ou des vomituritions fréquentes, on donnera une boisson gazeuse, la potion de Rivière, ou on fera sucer au malade des morceaux de glace.

Il faut dire que le médecin est rarement appelé à constater la crise aiguë de colique appendiculaire. Quand il arrive auprès du malade, ou bien tout est déjà calmé, ou bien il reste seulement des douleurs vagues abdominales avec un point douloureux sensible dans la fosse iliaque droite.

C'est de ce côté que doit se concentrer toute son attention. Si la douleur fixe est peu marquée, si la paroi est relativement souple, on doit se borner à continuer les cataplasmes, à prescrire un grand bain, à administrer un lavement émollient ou huileux. Inutile d'administrer à ce moment un purgatif qui pourrait provoquer de nouvelles contractions intempestives, et donner lieu à une seconde crise aiguë, en repoussant dans l'appendice la scybale peut-être en partie ou complètement dégagée.

Si, au contraire, il existe des signes locaux d'une vive irritation appendiculaire, si la région iliaque Sangsues.

est très douloureuse, si la tension musculaire à ce niveau est très marquée, on prescrira l'application *loco dolenti* d'une dizaine de sangsues. Il est certain que cette émission sanguine locale amène toujours un grand soulagement; il est probable qu'elle détermine une décongestion, une déplétion sanguine des parties irritées, et peut-être des parois mêmes de l'appendice, à ce moment turgescentes, rigides et comme en érection, ainsi que les incisions précoces des Américains l'ont souvent montré.

Purgatifs.

Il faut profiter de cette détente passagère pour faire prendre au malade un purgatif doux, le calomel ou l'huile de ricin.

Sur cette question de l'emploi des purgatifs dans l'appendicite, les médecins se divisent en deux camps : les uns les administrent systématiquement dans tous les cas et dès le début; ils ont pour eux les malades, qui n'attendent même pas d'ordinaire le conseil du médecin pour absorber *proprio motu* une eau, une poudre ou une pilule purgative; les autres les repoussent non moins systématiquement, dans la crainte de favoriser une perforation.

A quel moment sont-ils indiqués?

A notre avis il ne faut être absolu ni dans un sens ni dans l'autre. On doit se garder de donner un purgatif dès le début, parce qu'à ce moment l'intestin, vivement excité et en proie à des contractions violentes, exagérerait encore ces contractions qui tendent à engager de plus en plus profondément la scybale dans l'appendice et à l'y enclaver définitivement. A ce moment, la crainte de favoriser la perforation est légitime, puisque, d'après nous, l'intensité de l'inflammation appendiculaire est en raison du degré de constriction exercée par le corps étranger sur les parois du diverticule.

Mais après la déplétion sanguine produite par l'application des sangsues, le danger est beaucoup moindre, et il y a même utilité à administrer un purgatif. Non seulement, en effet, on vide le gros intestin, ce qui est toujours un soulagement pour le malade, mais encore le purgatif réveille le péristaltisme normal des tuniques musculaires, qui, en se propageant aux parois de l'appendice devenues moins engorgées et moins tendues, peut provoquer le rejet de la scybale hors du canal appendiculaire.

Nous ne conseillons ni les drastiques, qui déterminent des contractions trop violentes, ni les purgatifs salins, qui amènent une sécrétion séreuse trop abondante et inutile. C'est le calomel et l'huile de ricin, dont les effets sont plus atténués, qui conviennent en pareil cas. Nous préférons l'huile de ricin, qui entraine plus facilement les amas de matières fécales plus ou moins durcies, accumulées dans le côlon par la parésie réflexe de la couche musculaire. Nous la donnons à doses fractionnées, par cuillerée à café de demi-heure en demi-heure, jusqu'à ce qu'une selle soit obtenue. Calomel et huile de ricin.

Les jours suivants, on assurera la liberté du ventre par des lavements, à la fois laxatifs et antiseptiques, c'est-à-dire additionnés d'acide borique ou de naphtaline. Il est bon aussi d'enrayer la fermentation intestinale et la formation des gaz par l'administration *per os* des diverses substances Antiseptiques intestinaux.

qui favorisent l'antisepsie intestinale, le salol, le naphtol, le bétol, le benzo-naphtol.

Onguent mercuriel et opium.

Ces moyens suffisent d'ordinaire pour enrayer une appendicite pariétale. Si une nouvelle poussée inflammatoire se produit, si surtout elle se complique des signes d'une péritonite fibrineuse partielle, il faut renouveler l'application de sangsues, et recourir ensuite aux frictions d'onguent mercuriel belladoné. On donnera alors en même temps l'opium, sous forme de pilules d'extrait thébaïque de un à deux centigrammes, répétées deux, trois, quatre fois par jour, pour immobiliser l'intestin et empêcher l'extension de l'inflammation séreuse. L'application d'une vessie de glace sur le ventre donne aussi de bons résultats.

Repos au lit et diète.

Il est sous-entendu que, dès le début de l'affection, le malade doit être tenu rigoureusement au lit, dans le décubitus dorsal, qu'on doit lui permettre le minimum des mouvements possible, que la diète doit être autant que possible lactée, ou la nourriture limitée à des aliments de facile digestion et laissant peu de résidus, comme les œufs, les potages à la purée de viande, le poisson.

Le séjour au lit doit être continué longtemps encore après la cessation de toute douleur locale. Tant qu'on perçoit dans la fosse iliaque la petite tumeur allongée, formée par l'appendice épaissi et dilaté, la plus grande prudence est indispensable. Car il n'est pas rare de voir une nouvelle poussée se produire à l'occasion d'un effort, d'un mouvement violent du malade, et surtout d'une hâte trop grande à quitter le lit.

Ce traitement médical doit-il être employé dans les formes chirurgicales de l'appendicite ? Nous répondrons hardiment non, à condition qu'on soit *certain* qu'il s'agit bien d'une appendicite perforante avec suppuration péri-appendiculaire. Personne ne saurait songer à amener la résolution d'un abcès du tissu cellulaire sous-cutané, à l'aide de sangsues, de cataplasmes ou d'onctions mercurielles. Il est puéril de le tenter, sous prétexte que l'abcès est intra-péritonéal.

Le traitement médical doit-il être employé dans l'appendicite chirurgicale ?

Mais nous avons vu qu'il est souvent très-difficile, pour ne pas dire impossible, pendant les premiers jours et durant un laps de temps variable suivant les cas, de décider si l'appendicite est perforante, et si la suppuration existe. Pendant cette première période, tant que la perforation ne lui est pas démontrée, le médecin non seulement peut, mais doit mettre en œuvre les moyens indiqués plus haut. Si la perforation ne s'est pas encore faite, rien ne prouve que ce traitement, appliqué à temps et convenablement, ne puisse amener la décongestion des parois appendiculaires, et, par suite, empêcher le travail ulcératif qui aboutit à la rupture péritonéale. D'autre part, en supposant même la perforation déjà accomplie, il est très présumable que ce même traitement, sangsues, onctions, opium, glace, est capable non d'empêcher la suppuration, mais de limiter l'extension de l'inflammation séreuse et de la restreindre au voisinage direct de l'appendice.

Conduite à tenir au début de toute appendicite.

Tout dépend donc du moment où le médecin est appelé à voir le malade. Si c'est tout à fait au début, et à un moment où il est impossible de se prononcer avec certitude sur la perforation, il doit agir comme s'il se trouvait en présence d'une appendicite pariétale. Il agira de même, si les signes d'une péritonite partielle se produisent sans que rien autorise encore à affirmer l'appendicite perforante, l'expérience démontrant que cette péritonite peut être due à une simple propagation de l'inflammation pariétale, qu'elle peut être purement fibrino-séreuse, susceptible, par suite, de résolution et de résorption.

Passé le septième ou le huitième jour, l'opinion du médecin doit être faite. Il ne faut pas se laisser tromper par la période d'accalmie passagère qui se produit à ce moment, et croire à l'arrêt définitif d'une poussée de simple péritonite fibrineuse, alors qu'il s'agit seulement de la limitation d'une péritonite suppurée qui tend à se circonscrire. Le traitement médical devient dès lors inutile, sauf l'administration de l'opium ; il faut en tout cas s'abstenir de prescrire de nouveaux purgatifs, qui ne peuvent que provoquer une nouvelle extension péritonitique ; l'instant est venu de faire appel au chirurgien.

On comprend que ces indications n'ont qu'une valeur relative. Il est aussi difficile de poser des règles absolues pour le traitement que pour le diagnostic des appendicites. L'aspect et l'inspection du malade en apprennent plus que les descriptions les plus minutieuses. Il est certain qu'il existe des cas où, dès le deuxième ou le troisième jour, on peut hardiment affirmer la perforation : il en est d'autres, beaucoup plus rares il est vrai, où même au bout de douze à quinze jours, on soupçonne à peine la vraie nature des accidents.

La seule règle absolue qu'on puisse donner est la suivante : du moment que le diagnostic d'appendicite perforante suraiguë avec péritonite généralisée, ou d'appendicite avec suppuration péri-appendiculaire, est porté, il faut renoncer à tout traitement médical et faire appel au chirurgien, quitte à discuter avec lui l'opportunité de l'intervention opératoire.

28. — L'intervention chirurgicale.

Ici se pose la question la plus controversée, source de discussions sans cesse renaissantes : « A quel moment le bistouri doit-il intervenir ? »

On peut ranger les opinions émises en trois grandes catégories :

Temporisation à outrance.

1° L'opinion ancienne, celle des temporisateurs à outrance, qui ne veulent intervenir que lorsque l'abcès crève pour ainsi dire la peau et les yeux. Elle a pour elle les faits où la guérison est survenue après ouverture spontanée et évacuation du pus, soit au dehors, soit dans l'intestin ou le vagin. Mais elle laisse le sujet exposé à tous les risques des abcès profonds, à l'infection purulente ou putride, à la péritonite généralisée par rupture de l'abcès dans la partie saine de la séreuse, à l'infiltration purulente du tissu sous-péritonéal et des muscles, à la propagation de l'inflammation au diaphragme et à la plèvre, à la thrombose des veines iliaques ou des branches de la veine porte, avec embolies pulmonaires ou embolies hépatiques, etc. Cette opinion est inadmissible, et il n'y a même pas lieu de la discuter.

Intervention immédiate.

2° L'opinion extrême, absolue, des opérateurs à outrance, qui réclament l'intervention précoce et immédiate, dès que le diagnostic d'appendicite est porté. Ceux-ci s'appuient sur les arguments suivants :

Arguments invoqués.

Nous ne savons jamais si une appendicite ne sera pas perforante ; il vaut donc mieux enlever l'appendice avant la perforation, plutôt que de courir les risques d'une péritonite générale ou partielle ;

Nombre de cas ont une terminaison fatale dans les 24 à 48 premières heures ;

Les observations ne manquent pas où une opération trop tardive n'a pas pas empêché une issue mortelle, qui aurait pu être évitée par une opération plus précoce ;

Enfin l'intervention immédiate est sans gravité et donne d'excellents résultats.

Que valent ces arguments?

Ces arguments justifient-ils l'intervention systématique dans les 24 à 48 premières heures? Le premier ne signifie rien. Nous ne savons jamais si une appendicite ne sera pas perforante, c'est vrai, mais nous ne savons pas davantage si elle le sera. Et de plus, si on veut prendre ainsi toutes les appendicites en bloc, sans faire de distinction, nous savons d'une manière certaine que 90 à 95 fois sur 100, l'affection guérit d'une façon plus ou moins complète, sans intervention du bistouri, ce qui prouve que, au moins *quoad vitam*, le pronostic immédiat n'est pas bien grave et qu'on peut attendre.

Certes, si d'après les symptômes présentés par le malade, on pouvait affirmer que telle appendicite sera perforante dans les 24 à 48 heures, il n'y aurait pas lieu d'hésiter, et l'on devrait conseiller immédiatement l'opération avant tout signe de péritonite. Mais nous avons dit qu'un pareil diagnostic est impossible.

Voici un cas d'opération précoce, la plus précoce même que nous connaissions, car elle a été pratiquée juste 24 heures après le début des accidents; l'observation a été publiée par le docteur Dalton, de Saint-Louis.

Il s'agit d'un homme de 33 ans, vigoureux, qui se trouvait à l'hôpital depuis plusieurs mois dans le service des maladies d'yeux. Le 25 décembre, il fut pris brusquement d'une violente douleur abdominale qu'il rapportait à l'ombilic. Le docteur Dalton le vit 3 heures après et diagnostiqua une appendicite.

Le lendemain, *juste 24 heures après le début de la première douleur*, il fit l'opération. La température était de 38°,8; le pouls à 116, la respiration à 32; la douleur était intense et presque continue.

Une incision semi-lunaire de trois pouces fut pratiquée. On trouva l'appendice courant parallèlement au cæcum à la partie externe et lui adhérant par un très court mésentère. Il était d'un bleu noirâtre, presque noir, et largement distendu, de la grosseur du petit doigt. Il n'y avait pas la plus légère trace d'inflammation entre l'appendice et les parties voisines. L'appendice fut lié et sectionné très près de son attache au cæcum; le point d'attache fut cautérisé avec le thermo-cautère de Paquelin.

L'appendice n'était perforé en aucun point. En l'ouvrant, on trouva une concrétion fécale très dure, flottant dans un liquide purulent. La guérison fut rapide.

La perforation dans ce cas se serait-elle produite, si on n'était pas intervenu? L'aspect de l'appendice rend la chose probable, mais probable seulement, car nous ne savons pas si dans les formes simples qui guérissent par le traitement médical, la congestion des parois appendiculaires n'est pas aussi intense. Mais en tout cas, qu'on compare les symptômes accusés par ce malade, symptômes d'ailleurs très brièvement exposés par le chirurgien, avec ceux d'une appendicite pariétale simple. Existe-t-il quelque particularité qui autorise à croire que la perforation fût plus à craindre que dans l'appendicite simple? Aucune, car une fièvre de 38°,8, un pouls de 120, une douleur vive et continue dans la fosse iliaque, s'observent au début dans les formes les plus bénignes.

Donc, nous le répétons, nous n'avons aucun moyen de prévoir la perforation de l'appendice, prévision qui seule pourrait justifier l'intervention dans les 24 à 48 premières heures. L'argument des partisans de cette opinion extrême conduit donc logiquement à poser en règle l'ouverture du ventre, pour toute crise de colique abdominale, suivie d'une douleur vive localisée dans la fosse iliaque droite, règle suffisamment absurde par elle-même, je pense, pour qu'il soit superflu d'insister.

Le deuxième argument est qu'un certain nombre de sujets succombent dès le deuxième jour de la maladie. Ce nombre n'est d'abord pas si élevé qu'on voudrait le faire croire, puisque sur 176 cas mortels, Fitz n'en relève que 8 où la mort est survenue dans les 48 premières heures. On doit penser d'ailleurs que ces cas appartiennent à la forme suraiguë avec péritonite généralisée, forme fatalement mortelle, où l'intervention même immédiate ne remédierait pas à grand'chose. En outre, ces faits fussent-ils plus fréquents, qu'en présence de la marche habituellement plus lente de l'appendicite dans l'immense majorité des cas, on ne saurait en tirer une règle générale de conduite et faire d'une exception la base du traitement ordinaire de la maladie.

Quant au troisième argument, qu'une opération faite trop tardivement a été souvent la cause d'une terminaison fatale, il prouve qu'il vaut mieux intervenir tôt que tard, mais non pas qu'on doive intervenir trop tôt.

Reste le peu de gravité de l'opération et les bons résultats obtenus par l'intervention immédiate. Sur 24 cas ainsi traités par Mac Burney, — 6 dès le second jour, 14 le troisième jour, 2 le quatrième jour, 2 à la fin de la semaine, il n'y a eu qu'une mort et 23 guérisons. Nous ne songeons à contester ni les progrès de la chirurgie aseptique, ni la facilité ou l'innocuité avec laquelle aujourd'hui on ouvre l'abdomen. Mais la bégninité d'une opération n'en justifie pas l'inutilité, et il faudrait savoir combien de fois, sur les 24 cas de Mac Burney, l'opération était indispensable.

Intervention précoce, mais raisonnée.

3° L'opinion moyenne, celle qui admet une intervention précoce, *mais raisonnée*. C'est en somme l'opinion qu'adopte la grande majorité des observateurs, tout en discutant encore sur le sens du mot « précoce ». A notre avis, le mot « précoce » doit servir simplement à désigner l'intervention chirurgicale telle qu'on la conçoit maintenant, par opposition à l'intervention tardive des anciens chirurgiens. Mais on ne saurait fixer de date précise ; les limites de l'intervention peuvent varier entre le troisième et le quinzième jour. Discuter pour savoir s'il vaut mieux, en thèse générale, opérer avant le cinquième jour, comme le veulent les Américains, ou seulement après le cinquième jour, comme le dit Treves, nous paraît oiseux. Ceci encore une fois dépend des cas et de la forme de l'appendicite. Du reste, Treves le reconnaît lui-même, en ajoutant que l'urgence et la gravité des symptômes autorisent à intervenir avant la date arbitrairement fixée.

La vérité, c'est que la distinction que nous avons établie entre les formes suraiguës avec péritonite générale et les formes aiguës à péritonite circonscrite doit être conservée au point de vue de l'indication opératoire.

Laparotomie immédiate dans la forme suraiguë.

Dans les formes suraiguës, il n'y a pas de moyen terme ; ou il faut intervenir immédiatement, ou il faut laisser mourir le malade. Une péritonite diffuse par perforation intestinale ne guérit pas ; attendre, c'est laisser le sujet s'épuiser par la violence du choc inflammatoire ou s'infecter par les produits putrides formés dans le péritoine. En outre, c'est cette forme suraiguë qui tue rapidement dès le deuxième, troisième, quatrième jour. Il faut donc se hâter si l'on veut que l'opération, la seule chance de salut qui reste au malade, lui soit utile.

Les chances de guérison offertes par la laparotomie ne sont pas très grandes; il est probable qu'elles sont nulles passé le cinquième jour. Mais enfin elles existent, si l'opération est faite à temps, si le collapsus n'est pas trop grand, si la septicémie n'est pas trop avancée. L'intervention à outrance des Américains a du moins servi à établir le fait. On ne saurait donc opérer trop tôt, dès que les symptômes ne laissent pas de doute sur l'existence d'une péritonite d'emblée générale.

A quel moment faut-il opérer dans les formes aiguës limitées?

Dans les formes aiguës franches à péritonite partielle, avec ou sans tendance à l'extension progressive, l'urgence n'est plus aussi absolue. Et de fait, dans la grande majorité des observations publiées, l'opération n'a été pratiquée que dans le cours de la deuxième semaine. Aussi la règle donnée par les chirurgiens américains, qu'il faut opérer dès le troisième jour si, à ce moment, le malade n'accuse pas une amélioration marquée sous l'influence du repos, de la diète, des purgatifs et des applications topiques, nous paraît inadmissible en pareil cas. Nous préférons, pour les formes aiguës circonscrites, la formule négative de Treves : *ne pas opérer avant le cinquième jour*. Mais cette interdiction posée, il reste à déterminer quel est le moment le plus opportun pour opérer.

Or nous estimons qu'il est extrêmement difficile, dans la plupart des cas, de préciser au cinquième jour si la péritonite partielle est suppurée ou non, si elle est due à une perforation de l'appendice ou à une propagation de l'inflammation pariétale. Donner en règle l'intervention au cinquième et même au sixième jour, c'est en réalité agir comme les Américains et conseiller l'opération dans tous les cas à symptomatologie bruyante et sérieuse. C'est risquer, par suite, d'inciser pour une péritonite partielle simple qui aurait parfaitement guéri sans ouverture du ventre.

On pourrait sans doute courir ce risque d'une opération inutile, mais en somme peu grave, si, dans le cas où la péritonite est suppurée, un retard de quelques jours exposait le malade à des dangers mortels. Mais ces dangers existent-ils au huitième ou au neuvième jour plus qu'au cinquième ou au sixième? Nous n'hésitons pas à répondre non, du moment que la péritonite tend à se circonscrire.

Il est préférable de ne pas agir d'une manière trop hâtive.

Nous ajouterons même qu'en pareil cas il y a plutôt avantage à ne pas agir d'une manière trop précipitée. Outre que cette temporisation relative permet de préciser avec plus de certitude le diagnostic de suppuration, elle favorise la limitation du foyer, sa séparation plus complète de la grande cavité péritonéale, la formation d'adhérences plus résistantes avec la paroi abdominale. Or les observations publiées prouvent que plus l'incision est relativement retardée, plus l'opération est facile, le pus aisément évacué et la guérison rapide. On n'a qu'à parcourir la série de faits rapportés par Roux, de Lausanne, on verra que sur 23 cas, opérés du septième au quinzième jour, il y a eu seulement 2 morts, l'une par embolie, l'autre par péritonite diffuse; tandis que sur 12 cas, opérés très précocement, du deuxième au sixième jour, on compte 3 morts, et encore sur ces 12 cas, chez deux malades, qui ont d'ailleurs guéri, les signes de la péritonite généralisée imposaient en quelque sorte l'intervention d'urgence.

L'instant le plus favorable est du huitième au douzième jour.

Il nous semble donc que dans les formes aiguës franches à péritonite partielle, le moment le plus opportun pour l'opération, à moins d'indications spéciales et urgentes, est après le premier septénaire, du huitième au douzième jour, pendant cette période de détente passagère et à peu près apyrétique, qui suit la première poussée fébrile et qui précède la fièvre de résorption purulente. Opérer plus tôt, c'est risquer une opération inutile, la péritonite pouvant être simplement fibrineuse; c'est souvent aussi risquer d'infecter et d'enflammer la totalité du péritoine, les adhérences protectrices et isolantes n'étant pas suffisamment formées ou suffisamment résistantes. Attendre plus tard, c'est laisser, sans bénéfices possibles, le malade s'épuiser, et lui faire courir les chances d'une de ces complications imprévues qui viennent aggraver brusquement une affection jusque-là bénigne ou en prolonger indéfiniment la durée.

Exceptions à la règle.

Ceci nous paraît la formule la plus générale de l'indication opératoire ordinaire. Mais elle ne saurait être systématiquement et servilement appliquée dans tous les cas. Il peut se faire, par exemple, que la marche de la péritonite suppurée soit assez rapide pour que, dès le quatrième ou le cinquième jour, il n'y ait plus de doutes sur la présence d'une collection purulente bien limitée ; on pourrait dans ce cas intervenir, comme le veut Treves, le cinquième ou le sixième jour, bien que, pour les raisons énoncées plus haut, nous croyions préférable, même avec la certitude de l'existence du pus, d'attendre encore quelques jours. D'autre part, si les symptômes généraux sont très menaçants, indiquant une dépression extrême ou une septicémie très accusée, si l'inflammation péritonéale gagne rapidement au lieu de tendre à se limiter, il convient de ne pas retarder l'intervention jusqu'au huitième jour et d'agir immédiatement, bien que dans ce cas les chances heureuses de l'opération puissent, d'après la marche même de l'affection, être regardées comme réduites au minimum.

Chez l'enfant.

Chez les enfants, d'après Morton, on devrait aussi opérer plus précocement que chez l'adulte, parce que l'évolution de l'appendicite infantile est plus rapide, la tendance à l'envahissement général du péritoine plus grande et la terminaison plus fréquemment mortelle. Ceci est vrai, en ce sens que chez l'enfant, comme nous l'avons dit, c'est la forme perforante suraiguë avec péritonite générale d'emblée qu'on observe le plus souvent. Mais il ne faut pas oublier qu'on voit aussi chez l'enfant des formes très aiguës qui se bornent à une poussée étendue de péritonite simple, et qui guérissent rapidement par le traitement purement médical. Si donc le diagnostic de péritonite généralisée par perforation n'est pas douteux, il faut faire immédiatement la laparotomie. Mais s'il s'agit d'une péritonite partielle, il faut se comporter comme chez l'adulte et n'opérer que si l'on est convaincu de la présence du pus.

Dans les formes subaiguës, le médecin doit baser sa conduite sur le vieil axiome : *ubi pus, ibi evacua.* On ne risque jamais d'opérer trop tôt, puisque le diagnostic est toujours tardif. Et il importe ici d'opérer d'autant plus promptement que le pus tend à s'infitrer sourdement au loin et à produire dans les muscles et les tissus voisins des désordres souvent irréparables.

On ne risque jamais d'opérer trop tôt dans les formes subaiguës.

En résumé, *théoriquement*, l'intervention chirurgicale est indiquée dès que le diagnostic d'appendicite perforante est porté.

Pratiquement, cette intervention doit être immédiate dans les formes à péritonite d'emblée générale; c'est la seule chance de salut qui reste au malade. Elle peut et, à notre avis, elle doit être retardée jusqu'au huitième et douzième jour, dans les formes à péritonite partielle, le diagnostic de la suppuration ne pouvant guère être assuré dans la première semaine, et les chances de guérison nous paraissant d'autant plus grandes que la collection est mieux enkystée.

Dans les autres formes d'appendicite, pariétale ou compliquée de péritonite par propagation, le traitement médical doit être seul employé, l'opération faite sous prétexte de prévenir la perforation étant injustifiable, en présence de l'énorme proportion des cas qui guérissent sans intervention du bistouri.

Quant à l'appendicite chronique à rechutes, nous reviendrons tout à l'heure sur le traitement de cette forme qui représente une espèce à part.

29. — L'opération.

Les opérations qui peuvent être pratiquées et qui ont été tour à tour conseillées dans l'appendicite sont :

L'incision simple;

L'incision en deux temps de Sonnenburg;

L'incision latérale le long du bord externe du muscle grand droit;

L'incision latérale dans la fosse iliaque droite;

La laparotomie médiane.

Incision simple.

L'*incision simple*, c'est l'opération des anciens chirurgiens, celle qui correspond à la temporisation à outrance, jusqu'à ce que l'abcès vienne pointer sur la peau. Elle ne trouve son indication que dans le cas où, pour une raison ou pour une autre, la maladie a été abandonnée à elle-même jusqu'à cette époque tardive.

Incision en deux temps.

L'*opération en deux temps* de Sonnenburg consiste à inciser dans une première opération la paroi abdominale jusqu'au péritoine exclusivement, et à constater par une ponction exploratrice la présence du pus; puis, suivant le résultat obtenu, on achève, dans un second temps, l'ouverture de l'abcès, ou bien on tamponne l'incision exploratrice et on attend que le pus vienne faire hernie à ce niveau. L'opinion de Sonnenburg est que la première incision, dans le cas où il n'y a pas formation d'abcès, a pour effet de débrider en quelque sorte, en sectionnant les muscles, la paroi abdominale, d'empêcher le pus de fuser en profondeur ou vers la grande cavité péritonéale, de l'appeler, pour ainsi dire, à l'extérieur vers le point le moins résistant. Il est fort contestable que le pus veuille bien obéir ainsi à l'appel du chirurgien. Nous avons dit, d'autre part, ce qu'il fallait penser des ponctions exploratrices. Enfin Leyden objecte que le procédé, possible à la rigueur à l'hôpital, est impossible en ville, parce qu'il lui paraît difficile de faire saisir au malade, ou aux parents du malade, l'avantage qu'il peut y avoir à faire deux opérations au lieu d'une. Au reste, Sonnenburg ne semble pas avoir mieux réussi à convaincre les chirurgiens des avantages de son procédé opératoire.

Incision latérale droite.

L'*incision latérale le long du bord externe du muscle droit* a été proposée comme conduisant directement sur l'appendice. Mais le pus se collecte en général beaucoup plus en dehors, et on risque par cette incision de tomber sur la face interne du foyer, d'ouvrir par conséquent la partie du péritoine restée saine et à l'abri des conséquences de la perforation. Ce procédé, d'après Roux de Lausanne, ne pourrait être utile que dans les cas où l'appendice est dévié en haut et en dedans et où le foyer purulent tend à se placer au voisinage de l'ombilic.

Laparotomie médiane.

Quant à la *laparotomie médiane*, la plupart des chirurgiens sont d'accord pour la réserver aux cas où la péritonite est généralisée. Quand la péritonite est partielle, l'incision médiane est passible des mêmes objections que le procédé précédent; on tombe le plus souvent trop en dedans de l'abcès; on infecte la grande cavité péritonéale, protégée jusque-là par les adhérences, et l'on peut être encore obligé de pratiquer une nouvelle incision latérale pour évacuer le foyer resté trop en dehors.

Incision oblique dans la fosse iliaque.

Le meilleur procédé, de l'aveu de tous, est donc l'*incision latérale* dans la fosse iliaque. Les uns la font selon la ligne semi-lunaire droite, les autres la préfèrent oblique, parallèle au ligament de Poupart.

D'après Treves, l'incision semi-lunaire est mauvaise, parce qu'elle ne permet pas l'évacuation directe du pus. La plus convenable est une incision oblique, dirigée de haut en bas et en dedans, extérieure à l'artère épigastrique profonde, se terminant un peu au-dessus et en dehors du milieu du ligament de Poupart, suivant la direction générale de l'incision faite pour la ligature des vaisseaux iliaques.

L'incision oblique est aussi celle qu'adopte Roux, de Lausanne. Il la fait parallèle au ligament de Poupart, parties égales en dedans et en dehors de l'épine iliaque antéro-supérieure dont elle est éloignée d'un et demi à deux centimètres. Il faut éviter autant que possible l'artère épigastrique, qui doit être laissée à la partie interne de l'extrémité inférieure de l'incision. On a vu des hémorragies secondaires graves à la suite de blessures de cette artère (Morton).

Cette incision oblique permet d'atteindre la collection purulente en refoulant en dedans les anses intestinales agglutinées dans la fosse iliaque. Pour opérer sûrement, l'incision doit être suffisamment longue, trois à quatre pouces, disent les chirurgiens américains, 15 à 18 centimètres, dit Roux, de Lausanne. Il ne faut pas cependant l'étendre outre mesure, car ce serait favoriser la production ultérieure d'une hernie ventrale.

On incise couche par couche jusqu'au fascia transversalis. Arrivé là, on incise le péritoine seulement dans la partie supéro-externe de la plaie, là où l'on est sûr de trouver le cæcum. — « Nous engageons alors, dit Roux, l'index entre l'intestin que nous refoulons en dedans et la paroi abdominale externe, puis nous poursuivons l'exploration et le décollement jusqu'en arrière, lorsque le pus n'a pas jailli du premier coup et que nous avons quelque raison de placer le siège de l'abcès dans l'espace rétro-cæcal. Si nous ne trouvons rien, nous terminons peu à peu la section du péritoine et nous continuons à explorer la fosse iliaque, ménageant les adhérences, cherchant, si c'est nécessaire, à atteindre le point d'insertion de l'appendice, d'où l'on est sûr de ne plus manquer le but. Si l'extrémité de l'appendice est difficile à trouver, c'est qu'alors elle est enfermée dans un paquet d'adhérences, d'où l'on fera sortir le pus dans la plaie[1]. »

1. Roux. *Revue médicale de la Suisse romande*, avril et mai 1890.

Ces explorations doivent être faites avec la plus grande prudence. Il ne faut pas oublier, en effet, que les adhérences sont récentes, par suite très fragiles; qu'en fourrageant avec le doigt au hasard et sans précaution, on peut facilement en rompre d'importantes et amener l'irruption du pus dans la grande cavité péritonéale. Et cependant, l'examen attentif des parois de l'abcès, la recherche des diverticules ou des prolongements qu'il peut présenter, sont indispensables. La cavité purulente est souvent cloisonnée, disposée en plusieurs loges, et faute d'une exploration suffisante, on pourrait laisser une de ces loges intactes, après évacuation du foyer principal, ce qui rendrait l'opération inutile.

En outre, on doit rechercher les corps étrangers, les débris de matières fécales, les scybales, qui peuvent se trouver dans la cavité de l'abcès, et, enfin, tâcher de se rendre compte de la position et de l'état de l'appendice.

Faut-il réséquer l'appendice ?

Ici se pose une question importante. Doit-on réséquer et enlever l'appendice ?

Dans certains cas, la question se résout d'elle-même. L'appendice, gangrené et détaché du cæcum, flotte au milieu des débris purulents; il s'échappe avec le premier jet de pus, ou bien on le retire facilement avec une pince.

Dans d'autres cas, l'appendice, perforé et en partie gangrené, est encore attaché au cæcum, mais il tombe facilement sous la main, accolé aux parois de l'abcès ou à une anse intestinale. Il faut alors jeter une ligature de catgut très serrée au-dessus des parties gangrenées, là où les tissus paraissent être sains; puis sectionner et enlever toute la partie malade. D'après Treves, si la gangrène est totale, ou si la perforation siège au voisinage du point d'attache cæcal, il est préférable de ne pas essayer d'appliquer une ligature et de ne pas toucher à l'appendice; l'élimination se fera d'elle-même et sans danger.

Abstention nécessaire dans certains cas.

Mais il est des cas où l'appendice, dévié ou fixé dans une position anormale, ou perdu au milieu des exsudats plastiques péritonéaux, ne peut être retrouvé. Doit-on persister à le chercher et à le détacher des adhérences qui le fixent, ou doit-on s'abstenir? La plupart conseillent l'abstention. « Quand l'appendice, dit Treves, est très adhérent, il vaut mieux ne faire aucune tentative pour l'enlever parla dissection, ni même pour le détacher doucement. »

Weir pense de même qu'il est bon de réséquer l'appendice quand on l'a sous la main, mais qu'on ne doit pas perdre de temps à le chercher. Il ne semble pas nuisible, dit-il, quand on ne l'enlève pas, et disparaît habituellement par gangrène. Mac Burney est aussi d'avis qu'il ne faut pas consacrer trop de temps à cette recherche; mais il ajoute que laisser l'appendice n'est pas sans quelques chances de troubles consécutifs. A l'appui de l'opinion de Mac Burney, on peut citer une observation de Porter où, après opération pour une pérityphlite suppurée, l'appendice laissé en place donna lieu à une série de rechutes qui finirent par en nécessiter l'ablation au bout d'un an[1].

1. W. Porter. *Boston med. and surg. journ.*, 25 déc. 1890.

Opinion radicale de Morton.

L'opinion de Morton est plus radicale. D'après lui, l'opération ne peut être regardée comme complète si on n'enlève pas l'appendice. La seule crainte d'ouvrir la grande cavité péritonéale ne doit jamais faire hésiter à disséquer avec le doigt, puis à réséquer l'organe. Il n'admet de contre-indication que lorsque l'appendice est perdu au milieu d'une masse épaisse et résistante d'adhérences plastiques, et que les difficultés ou la durée trop prolongée de l'isolement et de l'ablation du diverticule peuvent mettre en danger la vie du malade[1].

Ceci, on le voit, est affaire d'appréciation individuelle, car on ne peut indiquer de règles précisant le degré de résistance de l'opéré et la longueur de l'opération. En fait, la crainte de quelque rupture d'adhérences utiles et d'une perforation dans le péritoine sain retiendra toujours, quoi qu'en dise Morton, un chirurgien prudent et empêchera une recherche et une dissection trop prolongées de l'appendice. Et, tout en *regrettant* de ne pouvoir achever l'opération et faire bénéficier le malade de l'ablation d'un organe inutile et dangereux, l'opérateur fera bien de s'en tenir à la règle de conduite admise par Treves et par Weir.

Lavage et drainage de la cavité.

Quoi qu'il en soit, les parois de l'abcès attentivement explorées et l'appendice réséqué ou non, il faut laver avec soin et doucement la cavité au moyen d'un courant faible d'une solution antisep-

1. MORTON. *Discussion à la Société médicale de Philadelphie*, 28 sept. 1891.

tique chaude. Pour le lavage de la grande cavité péritonéale, dans le cas de péritonite généralisée, on ne doit employer que l'eau bouillie seule.

On introduit alors dans le foyer un tube à drainage de gros calibre, ou bien on tamponne avec des bandes de gaze iodoformée ou phéniquée. Certains chirurgiens, tout en laissant un large passage pour le drain ou pour les bandes de gaze, conseillent vivement de suturer exactement la plus grande partie de l'incision pour combattre la tendance à l'éventration. On doit, au reste, toujours être prêt à enlever les sutures, dès qu'il se produit du gonflement ou de l'infiltration de la paroi, ou que le drainage ne paraît pas se faire d'une manière satisfaisante.

Si la gangrène totale de l'appendice ou la rupture de l'abcès dans l'intestin a produit une ouverture cæcale apparente, faut-il essayer, avant de terminer l'opération, de fermer et de suturer cette ouverture? Non, la suture à ce moment serait probablement inutile et ne tiendrait pas, bien que la réunion ait été tentée une ou deux fois avec succès au moyen des sutures de Lembert. D'ailleurs les faits prouvent que les fistules cæcales tendent d'elles-mêmes à se cicatriser, et cette fermeture spontanée dans de pareilles conditions est même une circonstance digne d'attention. Cependant, si la fistule ne se fermait pas, on devrait, au bout de quelques mois, faire une nouvelle incision et réunir les bords de l'ouverture cæcale à l'aide des sutures de Lembert.

30. — Traitement de l'appendicite à rechutes.

Indications de l'opération.

Nous avons établi une distinction absolue, au point de vue clinique, entre la récidive de l'appendicite et l'appendicite à rechutes proprement dite, ou appendicite récurrente. Cette distinction clinique facilite, à notre avis, singulièrement la question thérapeutique. Si les médecins se sont montrés et se montrent encore si hostiles au traitement proposé par Treves en 1887, c'est que, sciemment ou non, ils confondent l'appendicite à rechutes, maladie chronique à poussées aiguës successives, avec la simple récidive, accident fortuit, se produisant au bout d'un temps plus ou moins long, comme conséquence possible, mais nullement nécessaire, de la première attaque.

Objections contre la résection de l'appendice.

La principale objection faite à l'opération de Treves est, en effet, qu'on n'est jamais certain qu'une nouvelle crise se produira et que seule cette certitude justifierait l'opération. Cela est vrai pour la récidive. Deux, trois crises à longue échéance, séparées par des intervalles de santé parfaite de plusieurs années, n'autorisent pas plus que la première à affirmer la certitude d'un nouvel accès. Au reste, chaque récidive évolue pour son propre compte, à sa façon, sans que la première ou la seconde attaque puisse faire prévoir la terminaison des suivantes. Celles-ci peuvent être péritonéales ou perforantes, tandis que les premières ont été simplement appendiculaires, ou bien rester limitées à l'appendicite pariétale, comme celles qui les ont précédées. Les récidives ne comportent donc pas d'indications particulières; chacune doit être traitée suivant les caractères qu'elle présente, d'après les règles indiquées pour les diverses formes d'appendicite.

Il n'en est plus de même de l'appendicite à rechutes; ici les rechutes successives et incessantes sont liées à une lésion chronique et permanente, dilatation muqueuse du diverticule, présence d'un corps étranger, petit foyer purulent juxta-appendiculaire. Dans ce cas, non seulement les rechutes sont fatales et se répètent à courts intervalles, mais encore elles créent à la longue un état chronique de souffrance intestinale comparable aux conséquences abdominales produites chez la femme par une salpingite ou une altération des annexes.

C'est sur cette forme seule d'appendicite que doit porter la discussion; c'est à elle que doit être réservé le traitement proposé par Treves, la résection de l'appendice dans l'intervalle de deux accès aigus[1]. Et le chirurgien anglais a lui-même protesté contre l'abus que les Américains ont fait de cette opération, en l'appliquant indistinctement à tous les cas d'appendicite, sous prétexte de récidive possible.

Conditions dans lesquelles la guérison serait

La vraie objection serait la guérison démontrée de l'appendicite récurrente à l'aide des seuls moyens

1. Treves. *Medico-chirurg. Transactions*, vol. LXXI, p. 165. *Lancet*, février 1889.

possible sans opération.

médicaux. Bien que nous ne connaissions pas d'observation probante de guérison médicale de pareils cas, nous avons dit que cette guérison ne nous paraissait pas impossible sous l'influence d'un repos absolu au lit, d'un régime alimentaire sévère, de révulsifs locaux, vésicatoires, pointes de feu répétées, etc.

Mais il est bien évident qu'un semblable traitement réclame non seulement de longs mois d'inaction, mais encore une observation minutieuse de soi-même de tous les instants, la moindre imprudence, de quelque nature qu'on la suppose, pouvant provoquer la rechute et détruire en un instant tout le bénéfice d'une cure persévérante et prolongée. Si à la rigueur une pareille perte de temps, jointe à une surveillance aussi exacte, peut être demandée à des gens riches, sans souci du lendemain, comment l'imposer à des gens obligés par leurs occupations habituelles à une vie active, ou forcés de travailler pour vivre? Peut-on même supposer que la prescription serait suivie pendant la période du calme relatif qui suit chaque attaque? Et n'est-il pas à prévoir qu'après un certain nombre de crises et d'essais plus ou moins obéissants de traitement médical, le malade ira de lui-même demander au chirurgien de le débarrasser d'une infirmité devenue insupportable?

Donc, si rationnellement la guérison médicale ne semble pas impossible, pratiquement, le traitement nécessaire paraît inapplicable d'une manière générale, et c'est une illusion de se figurer qu'il pourra être suivi, sauf dans quelques cas exceptionnels, avec la rigueur indispensable.

Difficultés de la résection.

Une deuxième objection est la difficulté et les dangers de l'opération. A en croire certains chirurgiens, cette objection n'existerait pas. Senn n'hésite pas à écrire : « L'excision de l'appendice est une des plus sûres et des plus faciles de toutes les opérations intra-abdominales[1]. » C'est possible dans les cas d'appendicite simple, où justement l'opération n'est nullement nécessaire et doit être formellement repoussée. C'est encore vrai peut-être pour les cas d'appendicite à rechutes, où les crises sont dues à un appendice simplement épaissi et dilaté. Cela devient déjà très discutable, comme nous l'avons vu, dans nombre de cas d'appendicite avec péritonite suppurée. Et enfin, c'est absolument faux, quand les rechutes sont causées par une inflammation chronique plastique et adhésive du péritoine péri-appendiculaire.

Treves avait déjà signalé les difficultés de la résection de l'appendice. « Ces opérations, dit-il, sont délicates, souvent complexes et fréquemment très difficiles. » Dans certains cas, l'ablation de l'appendice est d'une grande simplicité et peut être faite en quelques minutes. Mais dans beaucoup d'autres, l'épaississement des tissus, la rigidité des adhérences péritonéales, sont portés à un tel point que la confusion devient à peu près inextricable et qu'on risque à tout instant d'in-

1. SENN. *Journ. of the American medical Association*, novembre 1889.

téresser l'intestin, l'uretère ou quelque vaisseau important.

A plusieurs reprises, les meilleurs opérateurs ont été obligés d'interrompre l'opération, non seulement sans avoir pu réséquer l'appendice, mais encore sans avoir même été capables de découvrir l'organe perdu au milieu de ces adhérences résistantes.

Opérations inachevées.

Bull rapporte le cas d'une femme de 63 ans, d'une bonne santé ordinaire, atteinte d'une appendicite chronique, avec des rechutes revenant régulièrement depuis quatre mois toutes les trois semaines. L'incision faite, il trouva l'appendice englobé dans une masse si épaisse d'exsudats plastiques, qu'il préféra refermer la plaie, plutôt que d'exposer la malade aux risques d'une dissection dont elle n'aurait probablement pas pu supporter la longueur. De même, dans un autre cas, où il croyait trouver un abcès, il rencontra l'appendice fixé par de telles adhérences, qu'il jugea encore prudent de n'en pas tenter l'excision.

Chez un garçon de 14 ans, qui avait eu de nombreuses attaques dans le cours d'une année, une première opération montra une exsudation fibrineuse si dense autour du cæcum, que le chirurgien — un des plus compétents et des plus habiles de New-York — diagnostiqua un rétrécissement du cæcum et pratiqua une anastomose entre la fin de l'iléon et le côlon ascendant. La plaie se cicatrisa, mais les attaques se reproduisirent. Une deuxième opération, qui nécessita la plus grande patience, permit de découvrir l'appendice, qui contenait une certaine quantité de muco-pus avec une concrétion stercorale; la guérison fut définitive.

Mort possible pendant la dissection de l'appendice.

Enfin Morton, après avoir signalé aussi les dangers que créent la densité et l'organisation des adhérences, reconnait que plusieurs malades ont succombé, épuisés par la longueur de l'opération, l'appendice n'ayant pu être dégagé qu'au prix d'une minutieuse dissection du sein de l'exsudation fibroïde où il se trouvait emprisonné.

Il ne faut donc pas dire que la résection de l'appendice est une opération simple et facile. Elle est parfois extrêmement pénible, et le chirurgien, en proposant l'opération, doit être préparé à toutes les difficultés et à toutes les surprises. C'est à lui, et aussi au malade, à peser les risques opératoires, et à les comparer aux risques que la maladie fait courir à celui-ci, et à la vie insupportable qu'elle lui crée. Nous pensons que, même en présence de ces risques opératoires, le malade n'aura pas de longnes hésitations et qu'à la quatrième ou cinquième rechute, il viendra de lui-même réclamer l'opération.

Époque favorable pour intervenir.

Ce moment d'ailleurs nous paraît le plus favorable pour intervenir, surtout si les accès se rapprochent ou reviennent à intervalles réguliers. Après deux ou trois rechutes, le médecin aussi bien que le malade peuvent encore espérer que cette crise sera la dernière, ou que le repos et les révulsifs préviendront une nouvelle attaque. Mais après quatre, cinq rechutes, il n'y a plus guère lieu de compter sur une guérison médicale; on peut être certain d'un nouvel accès à brève échéance; en outre, les symptômes intermédiaires aux crises aiguës, l'atonie cæcale et le catarrhe muqueux du gros intestin, commencent à se développer. Il n'y a donc plus à douter de l'existence d'une lésion chronique permanente à poussées successives. L'impuissance médicale étant démontrée, l'intervention chirurgicale nous paraît nettement indiquée.

Faut-il opérer à froid ou au début d'une crise?

Quel moment faut-il choisir pour opérer? L'intervalle de deux rechutes ou les premiers jours de la prochaine crise?

Dennis, de New-York, est opposé à l'opération dans la période de calme, sous prétexte qu'une nouvelle crise peut ne pas se produire. Il est bien évident que, si l'on est certain de la non-reproduction de l'accès, il ne faut pas opérer. Mais si le le chirurgien intervient, c'est précisément parce qu'il est bien convaincu et assuré de cette répétition de la crise.

Dennis propose, comme compromis, d'attendre la prochaine rechute et de procéder alors dès le second ou le troisième jour à l'excision de l'appendice.

C'est aussi l'avis de Morton, mais pour d'autres raisons; il repousse, en règle générale, l'opération entre deux rechutes, à cause des difficultés et des dangers que présente souvent l'ablation de l'appendice englobé dans les adhérences péritonéales. Il préfère la résection faite au premier ou au second jour de la prochaine attaque. Mais on ne voit pas bien comment une nouvelle crise faciliterait la dissection de l'appendice, ni en quoi elle peut remédier à l'abondance et à la densité des adhérences.

Opinion de Treves.

La question est au contraire de savoir si, comme le soutient Treves, il n'est pas plus dangereux d'intervenir au moment d'une poussée inflammatoire que dans une période de calme. D'après le chirurgien anglais, c'est un axiome chirurgical de s'abstenir, à moins d'urgence absolue, de toute opération au sein de tissus enflammés. Attendre une poussée aiguë pour faire une résection qui réclame toutes les délicatesses de la chirurgie plastique, c'est choisir de gaieté de cœur l'instant le plus défavorable et se placer dans les pires conditions opératoires.

C'est un point à discuter. On pourrait peut-être proposer les indications suivantes :

Si, après une série de crises répétées et rapprochées, le diagnostic d'appendicite à rechutes étant hors de doute, on a, d'après l'examen local attentif, de bonnes raisons de croire que l'appendice est seulement épaissi et dilaté, on pourra suivre les règles posées par Treves, et attendre l'intervalle de deux attaques pour faire la résection qui, en pareil cas, est d'ordinaire d'une grande facilité;

Si les rechutes tiennent à l'existence d'une collection purulente au voisinage de l'appendice, entretenue probablement par quelque corps étranger, et surtout si chaque rechute s'accompagne de la formation d'un abcès extérieur, on incisera largement, au moment d'une crise, on évacuera le pus et le corps irritant, et on excisera l'appendice s'il se présente sous la main; en un mot on se comportera comme dans les cas d'appendicite ordinaire avec pérityphlite suppurée;

Si enfin les rechutes ont été très nombreuses, si d'après les caractères cliniques qu'elles ont présentés, on peut penser qu'elles sont dues à des poussées de péritonite plastique à répétition, et si, par suite, on s'attend à trouver des adhérences anciennes et épaisses, peut-être pourra-t-on dans ces cas suivre l'avis de Dennis et de Morton, et attendre pour opérer qu'une nouvelle crise vienne décider le malade hésitant. La présence d'adhérences nombreuses et fortes limite le champ inflammatoire et rend peu probables l'extension au reste du péritoine et les conséquences dangereuses que redoute Treves d'une opération faite en pleine poussée aiguë, — bien qu'encore une fois nous ne voyions pas bien nettement en quoi cette poussée aiguë peut faciliter la tâche de l'opérateur.

Au reste, à cet égard, toute liberté doit être laissée au chirurgien, qui réglera bien plutôt sa conduite d'après le cas soumis à son observation que d'après l'opinion de telle ou telle autorité.

Quoi qu'il en soit, voici les règles données par Treves quand l'opération est faite dans l'intervalle de deux rechutes.

Manière d'opérer d'après Treves.

Tout symptôme d'inflammation ayant cessé, et la position de l'appendice ayant été précisée autant que possible, l'incision sera pratiquée obliquement de haut en bas et en dedans, sur la région cæcale, son extrémité inférieure se terminant juste en dehors de l'artère épigastrique. L'incision ne doit pas être faite directement sur l'appendice ou sur la région mate. En agissant ainsi, on rencontrerait probablement des adhérences, et il serait difficile de savoir si l'on est ou non dans la cavité du péritoine. Le cæcum ou l'appendice peuvent être à ce moment adhérents à la paroi antérieure. L'incision péritonéale sera donc faite avec la plus grande prudence. Il est bon que la section pariétale ouvre l'abdomen exactement au delà de la région malade et là où il n'existe pas d'adhérences.

Quand l'appendice et le cæcum sont mis à découvert, le champ opératoire sera séparé par des éponges de la grande cavité abdominale. Si ce tamponnement est bien fait, pas une goutte de sang ne doit pénétrer dans le péritoine.

Toutes les adhérences seront divisées au bistouri ; on ne doit pas les rompre ; on pourrait déchirer l'intestin ou au moins la couche péritonéale.

L'appendice sera sectionné à un demi-pouce du cæcum ; on ne se contentera pas de le lier par une simple ligature. La muqueuse sera réunie par plusieurs sutures fines ou par une suture continue ; puis, les couches externes seront rapprochées par une nouvelle ligne de sutures. Quand les parois sont très épaissies, il est impossible de souder ensemble les tuniques séreuses. Pour assurer l'oblitération de l'orifice, on fixera le moignon de l'appendice à quelque partie voisine du péritoine.

L'incision abdominale sera alors refermée ; on ne place pas de drain. Pendant l'opération, toute adhérence pouvant devenir une cause de troubles ultérieurs doit être détruite ; ceci s'applique plus particulièrement aux adhérences épiploïques, ou à celles qui peuvent exister entre les anses intestinales.

Telles sont les règles indiquées par Treves et suivies par la plupart des chirurgiens anglais et américains dans le traitement de l'appendicite à rechutes.

Possibilité d'une éventration consécutive.

Nous signalerons un dernier point en terminant, c'est la possibilité d'une éventration comme conséquence de l'opération. Cette éventration ne paraît pas rare en Amérique ; Bull dit en avoir vu à New-York une douzaine de cas en moins de quelques mois. Aussi les chirurgiens américains insistent-ils sur la nécessité de faire avec soin la suture des parois couche par couche ; c'est le meilleur moyen d'assurer une réunion solide par première intention et d'éviter cette conséquence fâcheuse. Il convient en outre de faire porter au malade pendant quelque temps une sangle de Glénard, comme le conseille Roux, de Lausanne.

En somme, qu'il s'agisse de formes aiguës ou chroniques, le traitement de l'appendicite ne saurait être la part exclusive ni du médecin, ni du chirurgien. Le premier a trop de tendance à une temporisation, qui peut être souvent fatale au malade ; le second est trop porté à en appeler immédiatement à son bistouri, qui est souvent inutile. Le concours de ces deux représentants de l'art de guérir peut seul amener une sage et saine appréciation de la conduite à tenir.

« La première indication dans l'appendicite, dit W. Keen, c'est d'appeler le chirurgien. » Nous voulons bien, mais à deux conditions : la première, c'est que ce soit le médecin qui demande le chirurgien ; la seconde, c'est que le chirurgien soit bien convaincu d'avance que c'est moins à son bistouri qu'à son jugement qu'on fait appel.

TABLE DES MATIÈRES

I

RÉSUMÉ HISTORIQUE ET CRITIQUE.

II

LES LÉSIONS.

III

LES CAUSES.

IV

LES SYMPTOMES.

V

LES ERREURS DE DIAGNOSTIC.

VI

LE TRAITEMENT.

24230. — PARIS. IMPRIMERIE LAHURE.
9, rue de Fleurus, 9.